基础医学实验系列

EXPERIMENTAL COURSE OF FUNCTIONAL SCIENCE

# 机能学实验教程

主　编　龙子江　王　靓
副主编　王舒舒　吕　磊　江传伟
编写顾问　黄金玲　江爱娟
编　委（以姓氏笔画为序）
王　浩　王　靓　王舒舒　龙子江
吕　磊　江传伟　张新芳　张道琴
邹莹莹　高华武

中国科学技术大学出版社

## 内 容 简 介

为了适应实验教学改革发展的需要，培养实用型医药学人才，使培养的学生尽快适应实际需要，具有较强的动手能力和科研能力，本教材将机能学包括的生理学、药理学和病理生理学的实验内容进行有机整合，按照验证性、综合性、开放性和设计性试验要求，共编写67个实验。有些实验是为巩固理论知识，有些实验是目前科研项目中经常开展的实验，有些实验贯穿整个机能学的理论体系。学生在教师的指导下开展这些实验后，能够掌握常见的机能学实验方法，能够独立思考和设计机能学实验，能胜任临床和科研相关的实验研究等。

本教材适合医药院校本科医学专业和药学专业学生使用。

**图书在版编目(CIP)数据**

机能学实验教程/龙子江，王靓主编. —合肥：中国科学技术大学出版社，2019.1（2022.7 重印）

ISBN 978-7-312-04534-9

Ⅰ. 机… Ⅱ. ①龙… ②王… Ⅲ. 机能(生物)—人体生理学—实验—高等学校—教材 Ⅳ. R33-33

中国版本图书馆 CIP 数据核字(2018)第 278940 号

**出版** 中国科学技术大学出版社
安徽省合肥市金寨路 96 号，230026
http://press.ustc.edu.cn
https://zgkxjsdxcbs.tmall.com

**印刷** 合肥市宏基印刷有限公司

**发行** 中国科学技术大学出版社

**经销** 全国新华书店

**开本** 710 mm×1000 mm 1/16

**印张** 12.25

**字数** 240 千

**版次** 2019 年 1 月第 1 版

**印次** 2022 年 7 月第 4 次印刷

**定价** 30.00 元

# 前　言

现代医学高等教育强调以学生为本，注重学生综合能力的塑造，坚持传授知识、培养能力、提高素质协调发展，注重对学生探索精神、科学思维、实践能力、创新能力的培养，重视理论知识与临床实际的衔接、融合，培养学生专业素质。实验教学作为高校教学的重要组成部分，其教材建设水平直接决定人才培养的整体质量。全面深化基础医学实验教学改革，构建以学生为主体，引导学生沿着提出问题、分析问题和解决问题的思路开展实践技能学习和创新性研究的全新课程体系，形成高素质应用型人才的培养模式和教学特色，是培养高素质医学人才的必然选择，也是高等院校人才培养的紧迫任务。

本书是生理学、病理生理学和药理学等多学科实验教学内容的有机融合，淡化了独立学科意识，注重横向、纵向联系，强调医学课程之间的内在联系，加强了理论与实践、基础与临床、简单与复杂、经典与现代实验技术的融合以及创新思维的培养，尤其“以器官系统为中心”的跨学科机能学课程整合模式改革不仅有利于知识的获取和记忆，而且能实现基础理论与临床实践的紧密结合，更有效地培养学生的综合素养。以器官系统为中心的机能学实验教学体系，是实验教学改革的一次新的尝试，有利于培养学生的实践能力和创新能力，提高医学生的职业胜任力，为其未来走上工作岗位、迅速进入工作状态打下坚实的基础。

本书既强调基础性理论，也注重实践操作，保持了机能学知识的系统性、完整性、科学性和实用性特点，在实验内容选择上尽量做到从简到繁，由浅入深，将基础验证性实验、综合性实验、设计性实验融于一体，增加创新性实验内容，旨在培养医学生的创新意识和实践动手能力，提高其综合素质。本教材的突出特点是：① 按人体系统分类法将相关实验进行整合；② 将生理学、病理生理学和药理学实验有机整合，使实验内容更接近于临床应用；

③ 将验证性基础实验、综合性实验、开放性实验、设计性实验和创新性实验有机整合在一起，使学生通过实验教学实践，掌握一些基本的科研实验方法和手段，为今后更快适应社会需要打下基础。我们希望本书的出版和使用，能对机能学实验教学改革有所裨益。

本教材内容的选择、组织和编写是对机能学实验教学改革的深入。在编写过程中，我们得到了安徽中医药大学各级领导的大力支持和帮助，以及国内同行的指点，在此一并致谢。尽管我们精心编写，但书中难免存在不足之处，敬请各位读者和同行给予批评指正。

编　者

2018年6月

# 目　　录

# 第一章　绪　　论

机能学是基础医学实验教学的重要组成部分，包括药理学、生理学和病理生理学三门学科。实验教学可使学生有机地掌握医学研究的基本技能与方法，培养学生根据实验的客观结果分析问题和解决问题的能力。机能学实验教学打破传统的基础医学实验教学完全依附于理论教学的框架和模式，建立新的多层次模块化创新能力培养的实验教学体系，课程以高素质创新性医学人才培养为目标，以培养学生实践创新能力为核心，贯穿现代医学整体系统的教学理念，注重医学专业的特殊性，将基础医学的实验教学与理论教学、科学研究和临床实践紧密结合，构建以器官系统为主线、以临床问题为导向的整合式基础医学实验教学创新课程体系，形成"多层次覆盖、多学科融合、多阶段贯通"的立体综合的实验教学模式。

## 一、机能学实验的目的和要求

机能学实验教学在确保与基础医学各个学科的理论课程安排相互衔接的基础上，打破原学科间的壁垒，优化教学内容，整合基础医学各个学科的实验课程内容，根据医学的教学特点和国家的教学大纲要求，分层次设置基本型实验—综合设计型实验—研究创新型实验，其中基本型实验、综合设计型实验、研究创新型实验各占一定比例。实验内容的设置体现了基础、综合、创新的结合，该课程体系统筹实验设置，由浅入深，由简单到综合，注重学生综合能力的培养，避免各学科实验内容的重复，体现出知识的连贯性和实验技能的综合性，使实验内容、实验过程更具系统性和科学性。逐步培养学生的创新意识和创新能力。

### （一）实验目的

(1) 通过实验，使学生了解获得基础医学知识的科学方法，初步掌握机能学实验的基本技能。

(2) 通过实验，验证机能学某些重要的基本理论，使所学基本知识和基本理论进一步巩固和提高。

(3) 通过实验，培养学生对科学工作的严肃态度以及严密的工作方法和实事求是的工作作风，并提高其分析问题和解决问题的能力，为今后临床实践和科学研究工作打下坚实的实验基础。

（4）通过实验，激发学生进行科学研究的动力和进行创新性实验的热情。

## （二）实验要求

### 1. 实验前

（1）仔细预习实验教程，了解本次实验的目的和要求、基本原理，熟悉操作步骤、实验项目和注意事项。

（2）结合实验内容，复习相关理论知识，做到充分理解，以便提高实验过程中的主动性和实验效果。

（3）预测各实验各个实验步骤的实验结果及可能会出现的问题以及解决问题的方法。

### 2. 实验中

（1）认真听老师的讲解和观看演示操作过程，特别注意老师指出的实验过程中的注意事项，尤其是操作技术的关键点。

（2）实验器材的放置力求整齐规范。

（3）注意保护实验动物和标本，节省器材和药品。注意人身安全，严防触电、防止被动物抓伤及咬伤等事故的发生，一旦被咬伤，要及时清创和进行相关处理。

（4）仔细、耐心地观察实验中出现的各种现象，认真做好记录，并对实验中各种生理现象的原因加以分析。

（5）严肃认真地按照实验步骤操作，不能随意更改。按操作规程正确使用仪器和手术器械，对精密仪器，在尚未熟悉其性能之前要认真阅读说明书，不可轻易动用。

（6）实验小组成员在不同实验项目中，要亲自动手轮流进行各项实验操作，力求对每个实验都有独立学习的机会。组内成员要明确分工，相互配合，各尽其职。

（7）实验过程中要注意保持实验室内整齐、清洁、安静。不得高声喧哗，不得玩手机或电子游戏，不得做任何与实验无关的事。

### 3. 实验后

（1）实验完成后要及时关闭各个实验仪器、设备的电源。按规定清洗所用过的手术器械，安放好实验设备。如有损坏或短少的仪器设备，应立即报告指导教师，登记备案。向实验室借用的器械，在实验结束后清洗干净并及时归还。

（2）动物的尸体及其残余组织均应放置于指定的地点统一处理，不要随地丢弃。严禁将动物尸体或组织等丢弃于水池或垃圾桶内。

（3）认真整理实验结果，对实验结果结合理论进行分析讨论，并作出结论，提出自己的看法。

(4) 做好实验室的卫生清洁工作。离开实验室前，应及时关灯，关好门窗和水龙头等。

(5) 认真撰写实验报告，按时交给指导教师评阅。实验报告中应保留原始数据，不要随意改动，包括原始记录图、打印图。培养严谨的科学态度、综合分析问题的能力和文字表达能力。

## 二、实验报告书写要求

书写实验报告是实验课的基本训练之一，是培养学生分析和综合概括问题的能力，亦是训练文字表达的一种重要手段。

(1) 实验结束后，需根据老师的要求，各自书写实验报告，并按时完成，实验报告要求文字简练、语句通顺，书写清楚、整洁。

(2) 在书写实验报告时，对实验过程中的问题要进行讨论分析，但必须独立完成实验报告。严禁抄书。

(3) 机能学实验报告的格式与内容要求：

基本信息包括：姓名、专业、班级、学号、组别、日期等。格式如下：

实验题目：

实验目的：

实验方法与步骤：

(应根据老师的具体要求书写，一般情况下可作简要说明。)

实验结果：

(实验结果是实验报告的重要部分，应将实验过程中所观察或记录到的实验结果如实、准确地记录和说明。为了便于说明和比较，有些实验结果可以以列表或绘图形式表示。)

讨论：

(讨论是实验报告的核心部分。讨论是根据所学的理论知识，对实验结果进行科学的分析和解释，并判断实验结果是否与预期相符。如果出现非预期的结果，应分析其可能的原因。讨论可以帮助学生提高独立思考和分析问题的能力，提倡学生根据自己的实验结果提出创造性的见解和认识，但必须是严肃认真、有科学依据的。)

结论：

(结论是从实验结果和讨论中归纳出一般的概括性的判断，也是实验所验证的基本概念、原理或理论的简明总结。结论的书写应该简明扼要、准确。)

## 三、实验室规则

(1) 遵守学习纪律，准时上、下课。实验期间实验室内不得大声喧哗，不得无故缺席或早退。

(2) 必须严肃认真地进行实验操作、观察实验结果。实验期间不得进行任何与实验无关的活动。

(3) 实验所得数据及实验记录，需经指导老师审核，否则不得结束实验。

(4) 实验仪器和用品凭有效证件领取，不得与其他组调换使用，以免混乱。如仪器损坏或丢失，应及时报告指导老师并按价赔偿。

(5) 爱护公共财物，注意节约各种实验用品。实验动物按组发给，如需补充使用，须经指导老师同意方能补领。

(6) 保持实验室清洁整齐，随时清除污物。实验完毕，应将实验器材、用品收拾妥当，洗净；将手术器械擦洗干净，清点数量，放回原处。经指导老师检查验收后方能离开实验室。

# 第二章　机能学实验通论

## 第一节　机能学实验常用实验器材

### 一、常用的手术器械

机能学常用的手术器械如图 2.1 所示。

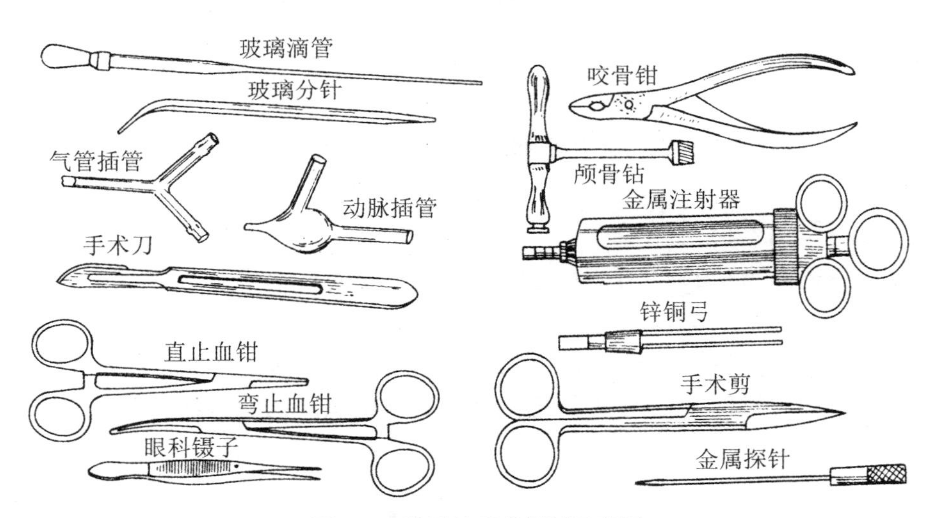


**图 2.1　常用的手术器械示意图**

#### （一）剪刀的选择

（1）手术剪：用于剪肌膜、浅筋膜、神经和血管等软组织。正确持剪方法如图 2.2 所示。

（2）眼科剪：用于剪神经和血管。不可剪线、毛发和坚韧的结构。

(3) 粗剪刀:用于剪毛发、皮肤、骨骼和肢体等坚韧的结构。

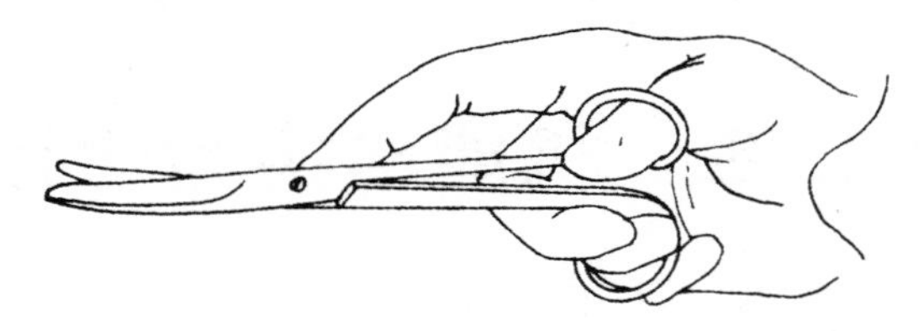

图 2.2 持剪方法示意图

## (二) 止血钳的选择

止血钳分为直钳和弯钳并有大、中、小号之分,又有有齿和无齿之分,有齿的用于夹持皮肤,无齿的用于止血和分离皮下组织和肌肉等。如图 2.3 所示。

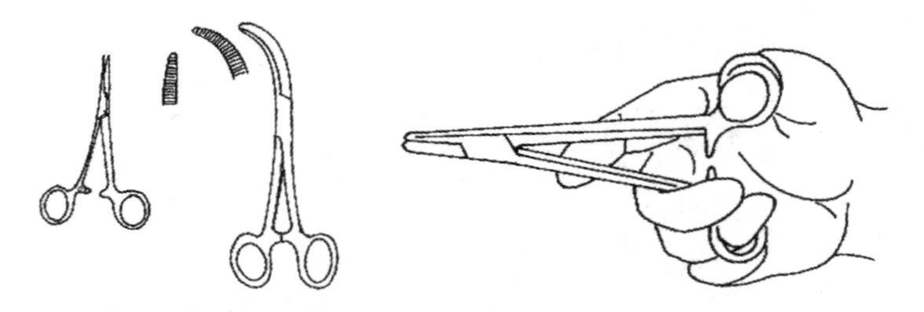

图 2.3 止血钳的分类及正确持钳方法示意图

## (三) 手术镊的选择

手术镊有圆头与尖头、有齿与无齿、大与小等多种规格。

(1) 有齿镊:用于夹持皮肤、韧带等坚韧的组织。

(2) 无齿镊:用于夹持较脆弱的组织,如血管、神经、黏膜等。

常用的还有眼科镊:用于夹持细微结构的软组织。正确的持镊方法如图 2.4 所示。

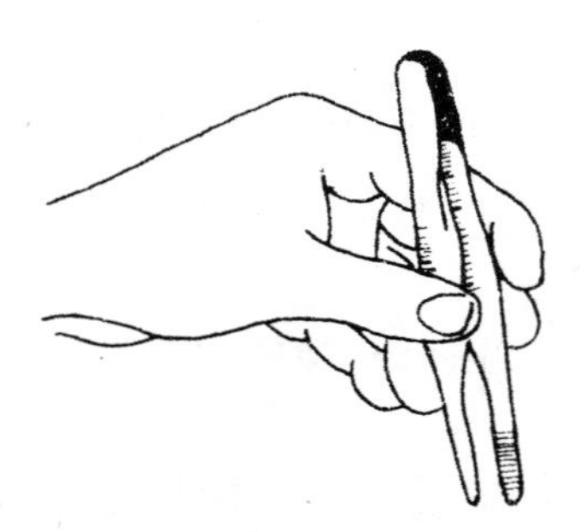

图 2.4 持镊方法示意图

### （四）动脉夹

动脉夹用于夹闭动脉血管，暂时阻断动脉血流。

### （五）血管插管

血管插管用于动、静脉插管。

### （六）气管插管

气管插管为Y形管，用于急性动物实验时插入气管插管或连接动物呼吸机，保持动物呼吸通畅。

### （七）三通管

三通管可按实验需要改变液体流动的方向，以便于血管给药、输液和描记血压。

## 二、常用的实验仪器

### （一）描记气鼓（马利气鼓）

描记气鼓是利用气鼓内气体压力变化带动连接装置上下摆动的传动装置。它是一个上面覆盖橡皮膜的带有侧管的金属浅圆皿，膜中央粘有金属支架，连接张力换能器。

### （二）检压计

检压计有水银检压计和水检压计两种，其工作原理相同。它们由U形玻璃管和固定它的有刻度的木板构成。将U形管的一侧与需测压的器官相连通，另一侧管暴露在大气中，当器官内压力发生变化时，液面将随压力的变化而变化。水银检压计（图2.5）常用于记录较高的压力变化，例如人体动脉血压的测定；水检压计（图2.6）常用于记录较低的压力变化，例如静脉压、胸膜腔内压等。

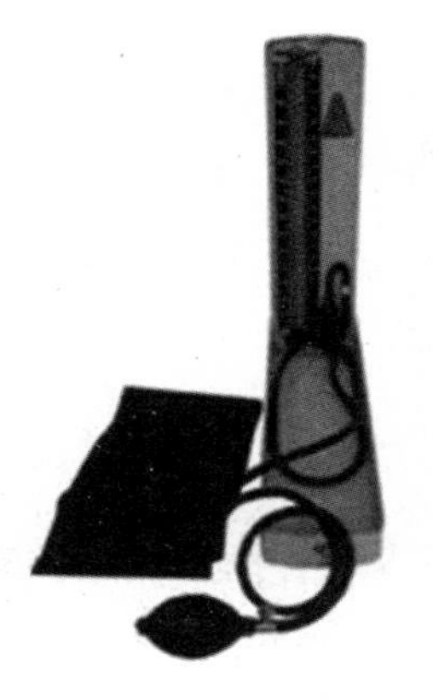

图 2.5 水银检压计

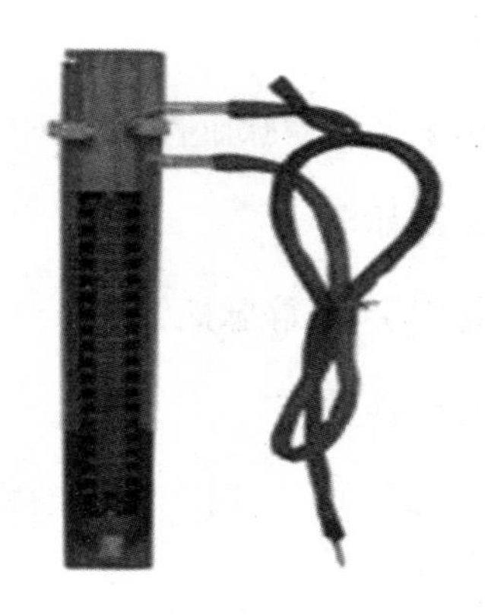

图 2.6 水检压计

### (三) 刺激电极

(1) 普通电极:将两根银丝装嵌在有机玻璃或电木的框套内,银丝上端与引线连接,再进入生物信号记录系统。

(2) 保护电极:将银丝包埋在绝缘框套中,下端挖一空槽,使银丝裸露少许。其他构造与普通电极相同。这种电极用于刺激在体神经干,以保护周围组织免受刺激(图 2.7)。

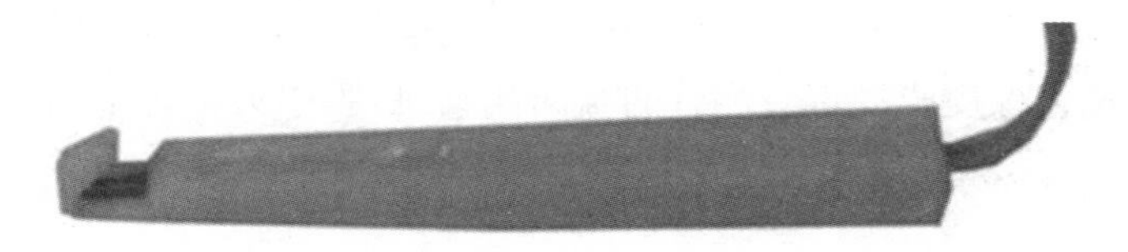

图 2.7 保护电极

使用刺激电极时,必须先检查电路是否接通。常用的检查方法是用刺激电极刺激一小块新鲜肌肉,观察有无收缩反应。刺激电极周围不应有很多的组织液或生理盐溶液,避免电极短路,或电流经电解质溶液传导而刺激其他组织。

### (四) 神经屏蔽盒

神经屏蔽盒(图 2.8)是一个有机玻璃小盒或铝盒,里面有一长形支架,分布有一对刺激电极和几对引导电极以及接地电极,主要用于神经干动作电位的记录。盒外有一金属板或铜网罩,防止外来电信号对生物电产生干扰。

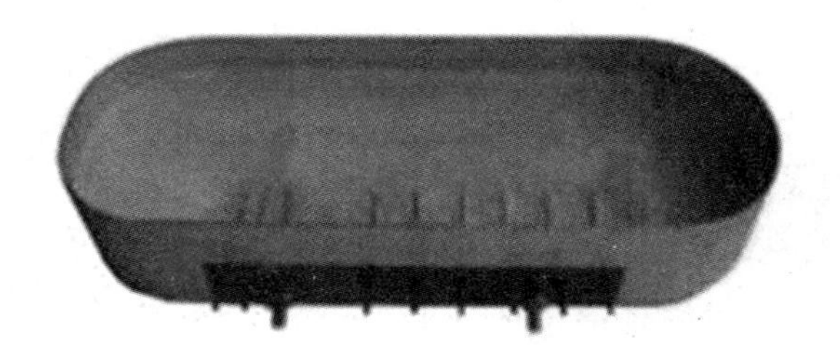

图 2.8　神经屏蔽盒

### （五）肌动器

肌动器用于固定和刺激蛙类神经肌肉标本。常用的有平板式肌动器和槽式肌动器(图 2.9、图 2.10)。有一固定标本的孔以便插入股骨，并有固定螺丝和刺激电极。

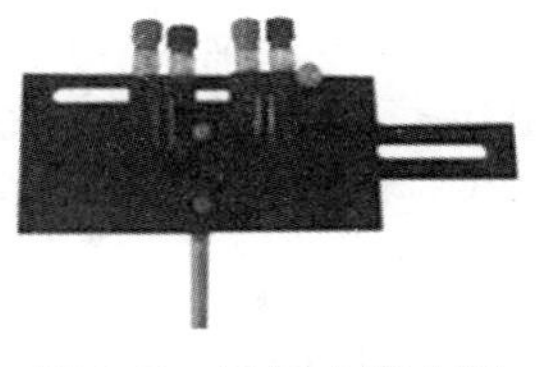

图 2.9　平板式肌动器

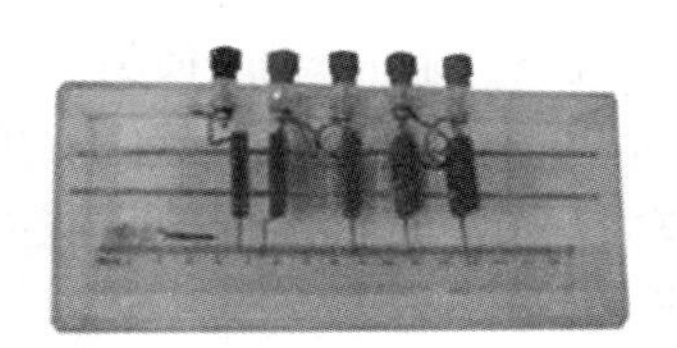

图 2.10　槽式肌动器

### （六）换能器

换能器是一种能将机械能、化学能、光能等非电量形式的能量转换为电能的器件或装置。在生物医学上，换能器能将人体及动物机体各系统、器官、组织直至细胞水平及分子水平的生理功能或病理变化所产生的如体温、血压、血流量、呼吸流量、脉搏、生物电、渗透压、血气含量等非电量转换为电量，然后送至电子测量仪器进行测量、显示和记录。国内生产换能器的厂家有很多，现介绍一些换能器。

#### 1. 张力换能器

张力换能器(图 2.11)，采用金属弹性梁，可根据机械力的大小，选用不同厚度的弹性金属，即张力换能器有不同的量程，两组应变片分别贴于梁的两面。两组应变片中间接一只调零电位器，并用 5 V 直流电源供电(MedLab 生物信号采集处理系统能提供 5 V 桥压)，组成差动式惠斯通电桥(图 2.12)。

实验时根据测量方向，采用双凹夹将换能器固定在合适的支架上，肌肉悬挂在梁臂的头端，然后将换能器的输出与生物信号采集处理系统相接。

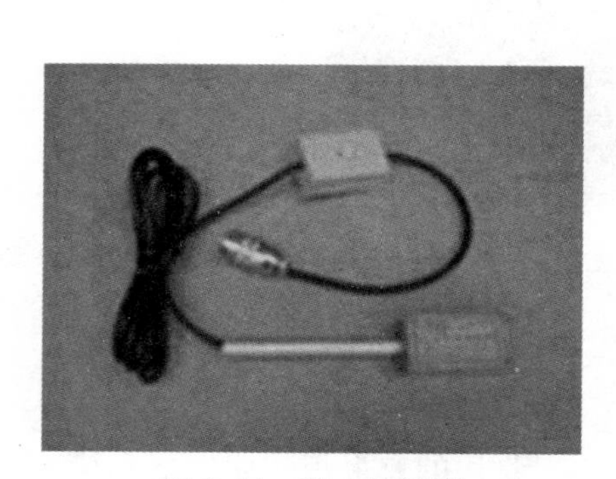

图 2.11 张力换能器

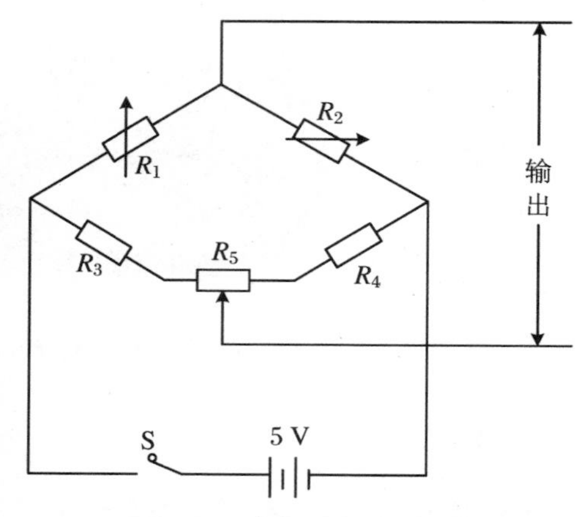


图 2.12 惠斯通电桥示意图

接通电源后，先调记录仪放大部分的零平衡，描笔应在记录仪的中间，否则转动换能器的调零电位器。当肌肉收缩力作用于弹性梁使其轻微移位时，一组应变片的电阻丝被拉长，阻值增加，而另一组应变片的电阻丝缩短，阻值减少；肌肉的牵拉，改变了桥臂的电阻值，电桥失去平衡，产生电位差，即有电流输出，此电流经过记录仪的放大，驱动描笔，就能绘出肌肉收缩变化的过程。

使用注意事项：

(1) 换能器初次与生物信号采集处理系统配合使用时，需要定标；换能器调零时，用力不能太大。

(2) 在使用时不能用手牵拉弹性梁和超量加载。否则弹性悬臂梁将不能恢复其形状，即弹性悬臂梁失去弹性，换能器被损坏。

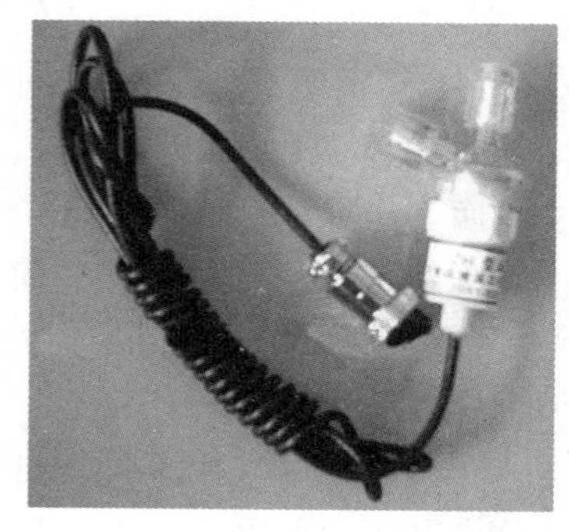

图 2.13 压力换能器

(3) 防止水进入换能器内部。张力换能器内部没有经过防水处理，水滴入或渗入换能器内部会造成电路短路，损坏换能器，累及测量的电子仪器。

**2. 压力换能器**

压力换能器(图 2.13)，能将压力的变化转换成电能形式，再经记录仪本身放大后输出。原理与张力换能器一样，其内部结构由应变丝(或半导体)组成一个惠斯通电桥，而形成一个非粘贴式的敏感度很高的理想应变电桥。加上桥压，若桥臂电阻均处于平衡状态，则桥路输出为零。当压力作用在膜片上时，应变丝也产生相应的变形，这时电阻也随之而变，其中一臂电阻减少，另一臂电阻增加，从而破坏了应变电桥的平衡状态，进而引起随压力大小成比例变化的电压输出。压力换能器上面有一透明罩，罩与两根塑料管相连，一根为排气管，一根接血管套管。

使用时，整个外界管道系统应充满液体而没有空气，可从排气管中赶出气泡，然后夹闭。最好垂直安放，这样不仅转换位置时零点变化小，而且排气泡亦方便。接通换能器前应先调好记录仪放大部分的平衡，使描笔位于零线。一旦与血管接通，压力传至弹性膜片，使应变丝变形，即有电流输出。

使用注意事项：选择合适量程的换能器；严禁用注射器从侧管向闭合测压管道内推注液体；避免碰撞，轻拿轻放，以免断丝；初次与生物信号采集处理系统配合使用时，需要定标。

#### 3. 呼吸流量换能器

呼吸流量换能器(图 2.14)，由一个差压换能器和一个差压阈组成，可以测呼吸波(潮气量)，也可以测呼吸流量。换能器初次与生物信号采集处理系统配合使用时，需要定标。

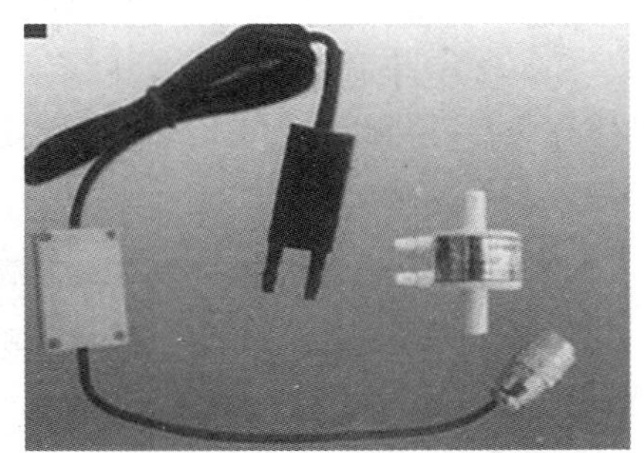

图 2.14　呼吸流量换能器

### (七) 生物信号采集处理系统

在生命科学范围内，机能学是率先应用微机的学科之一。计算机技术在机能学实验中的应用，加速了机能学实验改革的步伐，有利于实验方法的改进、新实验内容的开辟、定性实验向定量实验方向的转变、实验效率的提高和实验数据的智能处理。

#### 1. BL-420F 生物信号采集处理系统的组成与基本工作原理

BL-420F 生物信号采集处理系统是配置在微机上的 4 通道生物信号采集、放大、显示、记录与处理系统。它由以下三个主要部分构成：

(1) PC 机。

(2) BL-420/820 系统硬件(图 2.15)。

(3) TM_WAVE 生物信号采集与分析软件 BL-420F。

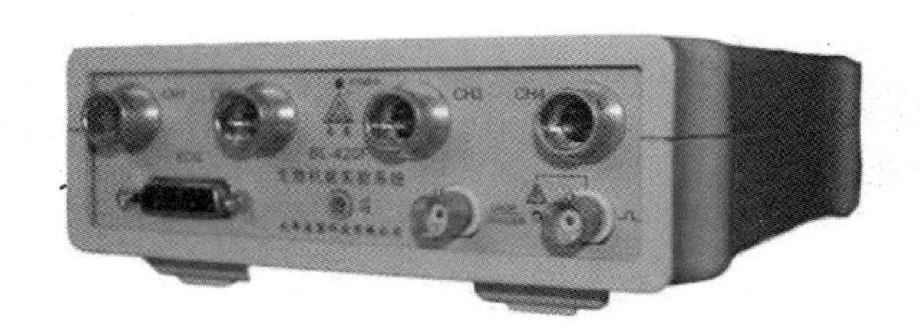


图 2.15　BL-420F 生物信号采集处理系统硬件

BL-420F 系统硬件是一台程序可控的、具有 4 通道生物信号采集与放大功能，并集成高精度、高可靠性以及宽适应范围的程控刺激器于一体的设备。

TM_WAVE 生物信号采集与分析软件利用微机强大的图形显示与数据处理功能，可同时显示 4 通道从生物体内或离体器官中探测到的生物电信号或张力、压力等生物非电信号的波形，并可对实验数据进行存储、分析及打印。

该系统可适于大、中专医学院校和科研单位进行生理、药理、毒理和病理等实验，并可完成实验数据的分析及打印工作，它完全替代了原有利用分离的放大器、示波器、记录仪、刺激器等仪器所构成的烦琐而性能低下的生物信号观测系统，功能更加强大与灵活，一机多用，可用于机能学实验的生物信号检测、记录和分析。

**2. BL-420F 生物信号采集处理系统的操作**

BL-420F 生物信号采集处理系统和分析软件遵循 Windows 的操作规范，计算机打开之后，左键双击“BL-420F”快捷键，出现的操作界面如图 2.16 所示。

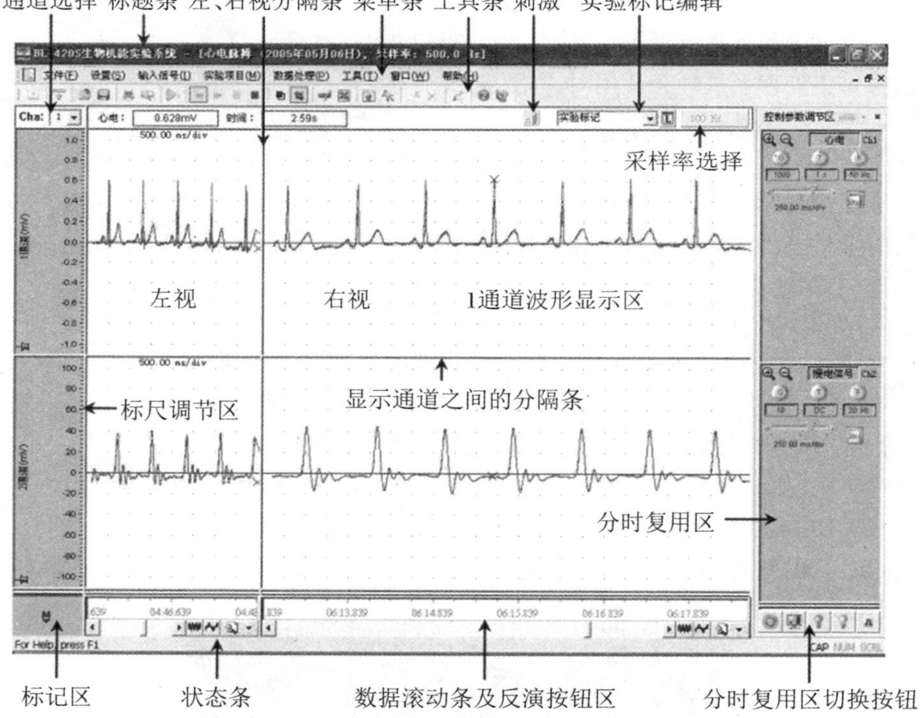


**图 2.16　BL-420F 生物信号采集与分析软件主界面**

主界面从上到下依次主要分为：标题条、菜单条、工具条、波形显示区、数据滚动条及反演按钮区、状态条 6 个部分；从左到右主要分为：标尺调节区、波形显示区和分时复用区 3 个部分。

在标尺调节区的上方是通道选择区，其下方是标记区。分时复用区包括：控制参数调节区、显示参数调节区、通用信息显示区、专用信息显示区和刺激参数调节区 5 个分区。它们分时占用屏幕右边相同的一块显示区域，可以通过分时复用区底部的 5 个切换按钮在它们之间进行切换。

对于 TM_WAVE 软件主界面中需要特别说明的是视的概念。视可以看作一个用于观察生物波形信号的复合显示窗口，其中包括直接用于观察生物波形的显示窗口和相关的辅助窗口。每一个视均包含 6 个子窗口，它们分别是：时间显示窗口（用于显示记录数据时间）、4 个通道的波形显示窗口（每个通道对应于一个波形显示窗口）、数据滚动条及反演按钮区（用于数据定位和查找），如表 2.1 所示。

**表 2.1　分析软件主界面功能一览表**

| 名　称 | 功　能 | 备　注 |
| --- | --- | --- |
| 标题条 | 显示 TM_WAVE 软件的名称及实验相关信息 | 软件标志 |
| 工具条 | 一些最常用命令的图形表示集合，它们使常用命令的使用变得方便与直观 | 共有 22 个工具条命令 |
| 左、右视分隔条 | 用于分隔左、右视，也是调节左、右视大小的调节器 | 左、右视面积之和相等 |
| 特殊实验标记编辑 | 用于编辑特殊实验标记，选择特殊实验标记，然后将选择的特殊实验标记添加到波形曲线旁边 | 包括特殊标记选择列表和打开特殊标记编辑对话框按钮 |
| 标尺调节区 | 选择标尺单位及调节标尺基线位置 | |
| 波形显示窗口 | 显示生物信号的原始波形或数据处理后的波形，每一个显示窗口对应一个实验采样通道 | |
| 显示通道之间的分隔条 | 用于分隔不同的波形显示通道，也是调节波形显示通道高度的调节器 | 4/8 个显示通道的面积之和相等 |
| 分时复用区 | 包含硬件参数调节区、显示参数调节区、通用信息区、专用信息区和刺激参数调节区 5 个分时复用区 | 这些区占据屏幕右边相同的区域 |
| 标记区 | 用于存放标记和选择标记 | 标记在光标测量时使用 |
| 时间显示窗口 | 显示记录数据的时间 | 在数据记录和反演时显示 |
| 数据滚动条及反演按钮区 | 用于实时实验和反演时快速数据查找和定位，可同时调节 4 个通道的扫描速度 | |
| 切换按钮 | 用于在 5 个分时复用区中进行切换 | |
| 状态条 | 显示当前系统命令的执行状态或一些提示信息 | |

工具条和命令菜单相似，也是一些命令的集合。但是它和命令菜单又有些差异，具体来讲，它是把一些常用的命令以方便、直观（图形形式）的方式直接呈现在使用者面前，它所包含的命令可以和命令菜单中的重复，也可以不同，但是这些命

令应该是常用的，这是图形化操作系统提供给用户的另一种命令操作方式。

工具条上的图形按钮被称为工具条按钮，每一个工具条按钮对应一条命令，当工具条按钮显灰色时，表明该工具条按钮不可使用，即它对用户的输入没有反应。工具条上一共有 24 个工具条按钮，代表着 24 条不同的命令，包括系统复位、拾取零值、打开、另存为、打印、打印预览、打开上一次实验设置、数据记录、开始、暂停、停止等命令。

# 第二节 机能学实验常用溶液及其配制方法

## 一、常用生理盐溶液

常用生理盐溶液是指在渗透压、酸碱度、各种离子成分等都和动物细胞外液相类似的盐溶液，其配制方法如表 2.2 所示。

**表 2.2 常用生理盐溶液配制方法(Ⅰ)**

| 药品名称 | 生理盐水(g/L) | | 任氏液(g/L) | 乐氏液(g/L) | 台氏液(g/L) |
|---|---|---|---|---|---|
| | 两栖类 | 哺乳类 | 两栖类动物 | 哺乳类动物 | 哺乳类动物(小肠) |
| 氯化钠(NaCl) | 6.50 | 9.00 | 6.50 | 9.00 | 8.00 |
| 氯化钾(KCl) | — | — | 0.14 | 0.42 | 0.20 |
| 氯化钙($CaCl_2$) | — | | 0.12 | 0.24 | 0.20 |
| 氯化镁($MgCl_2$) | — | | — | — | 0.10 |
| 硫酸镁($MgSO_4 \cdot 7H_2O$) | — | | — | — | — |
| 葡糖糖(G·S) | — | | 2.00 | 1.00～2.50 | 1.00 |
| 碳酸氢钠($NaHCO_3$) | — | | 0.20 | 0.10～0.30 | 1.00 |
| 磷酸二氢钾($KH_2PO_4$) | — | 0.10 | — | 0.05 | — |
| 蒸馏水($H_2O$) | 加至 1000 mL | 加至 1000 mL | 加至 1000 mL | 加至 1000 mL | 加至 1000 mL |

注：任氏液即林格液。

实际配制方法是将各种成分分别配制成一定浓度的基础溶液，然后按表 2.3 所示混合而成。

表 2.3　常用生理盐溶液配制方法(Ⅱ)

| 药品名称 | 浓度 | 任氏液(g/L) | 乐氏液(g/L) | 台氏液(g/L) |
|---|---|---|---|---|
| 氯化钠($NaCl$) | 20% | 32.5 | 45.0 | 40.0 |
| 氯化钾($KCl$) | 10% | 1.4 | 4.2 | 2.0 |
| 氯化钙($CaCl_2$) | 10% | 1.2 | 2.4 | 2.0 |
| 氯化镁($MgCl_2$) | 5% | — | — | 2.0 |
| 葡糖糖(G·S) | 5% | 4.0 | 10.0～50.0 | 20.0 |
| 碳酸氢钠($NaHCO_3$) | 5% | 4.0 | 2.0 | 20.0 |
| 磷酸二氢钾($KH_2PO_4$) | 1% | 1.0 | — | 5.0 |
| 蒸馏水($H_2O$) | — | 加至 1000 mL | 加至 1000 mL | 加至 1000 mL |

注意:氯化钙($CaCl_2$)溶液须在其他基础溶液混合并加蒸馏水稀释之后,再一面搅拌一面逐滴加入,否则易生成钙盐沉淀。葡萄糖应在临用时加入,因为加入葡萄糖的溶液不能久置。

## 二、常用抗凝剂

**1. 草酸钾**

草酸钾可用于血液样品检验时的抗凝。可配制成10%的水溶液。每毫升血液需加1～2 mg草酸钾,一般每试管加0.1 mL,可使5～10 mL血液不凝。用时使其均匀分散于管壁,在温度≤80 ℃的烘箱内烘干备用。

**2. 草酸盐合剂**

配方如下:

草酸铵1.2 g;草酸钾0.8 g;甲醛(福尔马林)1.0 mL;蒸馏水加至100 mL。

配成2%溶液,每毫升血液加草酸盐2 mg(相当于草酸铵1.2 mg,草酸钾0.8 mg)。用前面根据取血量将计算好的量加入玻璃容器内烤干备用。如取0.5 mL于试管中,烘干后每管可使5 mL血液不凝固。此抗凝剂量适用于做红细胞比容测定。能使血凝过程中所必需的钙离子沉淀,达到抗凝的目的。

**3. 枸橼酸钠**

枸橼酸钠常配成3%～5%的水溶液,也可直接用粉剂。每毫升血液加3～5 mg,即可达到抗凝的目的。

抗凝机制是枸橼酸钠与血液中的钙离子可形成可溶性枸橼酸钙,从而达到抗凝的效果。但其抗凝作用较差,且碱性较强,不适于做化学检验之用。可用于红细胞沉降速度的测定。急性血压实验中所用的枸橼酸钠为5%～7%溶液。

4. 肝素

肝素(heparin)的抗凝血作用很强,常用来作为体内外抗凝剂,特别是在进行微循环方面的动物实验时,肝素应用更有重要意义。肝素1 mg相当于125 U,10～20 U可抗凝1 mL血液。用于试管内抗凝时,一般可配成1%肝素生理盐溶液,取0.1 mL加入试管内,加热至100 ℃烘干,每管能使5～10 mL血液不凝固。用于动物全身抗凝血时,一般剂量为:

大鼠:2.5 mg/(0.2～0.3 kg);

兔:10 mg/kg;

犬:5～10 mg/kg。

## 三、常用麻醉剂

1. 氨基甲酸乙酯

氨基甲酸乙酯,又名乌拉坦(urethane),为无色无味的结晶粉末,易溶于水。常配成20%或25%的溶液。多采用静脉注射或腹腔注射,一次给药可维持4～6 h。麻醉过程平稳,对循环、呼吸功能影响较小。动物苏醒慢,偶有麻醉意外。长期使用易诱发兔及猫的肿瘤,因此适用于急性动物实验。

2. 巴比妥类

(1) 硫喷妥钠(sodium thiopental):为浅黄色粉末,水溶液不稳定,需临时配制,常配成2.5%～5.0%的溶液静脉注射,不宜作皮下和肌内注射。静脉注射作用迅速,但维持时间短,仅0.5～1 h。若需维持较长时间,需多次注射。

(2) 戊巴比妥钠(sodium pentobarbital):为最常用的麻醉药,适用于大多数动物。为白色粉末,常配成3%的水溶液。多由静脉或腹腔注射。如在实验中动物醒来或未达到麻醉效果,可由静脉或腹腔补注原剂量的1/5。动物麻醉后体温下降,应注意保温。

3. 氯醛糖

氯醛糖(chloralose)为白色结晶粉末,需临用前配制。由于溶解度小,在配制时需适当加温溶解,但温度不宜过高,以免分解降低药效,而且应放凉后(40 ℃以下)才能注射,常配成1%的溶液使用。本药在深麻醉期还能保留许多生理反射,故较常用于神经系统的急性实验。单用氯醛糖时,若达不到所需麻醉深度,可配合局部麻醉或给予少量止痛药。实验中常用氯醛糖和乌拉坦的混合液,即取氯醛糖1 g、乌拉坦1 g,分别用少量生理盐水溶解后混合在一起,再加入生理盐水至 100 mL。用量按氯醛糖标准。

**4. 麻醉乙醚**

麻醉乙醚(ether)是一种呼吸性麻醉药物。无色,有强烈的刺激性气味,易燃易爆,挥发性强,开瓶后在光和空气作用下,可生成乙醛及过氧化物而具有强烈的毒性,故开瓶后不能久置,超过 24 h 不宜再用。乙醚可用于各种动物,尤其适用于犬、猫、兔、鼠等短时间的手术操作或实验。可用面罩进行开放式吸入麻醉。吸入后 10～20 min 开始生效。注意不同动物所需剂量不同,乙醚麻醉初期动物会出现较强的兴奋表现,由于其刺激性可使呼吸道黏膜产生大量分泌物,引起呼吸道阻塞,最好在麻醉前注射阿托品 0.1～0.3 mg/kg。乙醚的优点是安全、苏醒快,麻醉深度和用药量容易掌握。

以上药物的使用剂量及方法可参考表 2.4。

**表 2.4　常用麻醉剂的用法及剂量**

| 麻醉剂 | 动物 | 给药方法 | 剂量(mg/kg) | 常用浓度 | 维持时间 |
|---|---|---|---|---|---|
| 氨基甲酸乙酯 | 兔 | 静脉 | 750～1000 | 30% | 2～4 h,毒性小,主要适用小动物的麻醉 |
| | 大、小白鼠 | 皮下或肌内 | 800～1000 | 20% | |
| | 蛙 | 淋巴囊注射 | 0.1 mL/100 g | 25%～35% | |
| | 蟾蜍 | 淋巴囊注射 | 0.1 mL/100 g | 10% | |
| 硫喷妥钠 | 狗、兔 | 静脉 | 15～20 | 2% | 15～30 min,麻醉力强,宜缓慢注射 |
| | 大白鼠 | 腹腔 | 40 | 1% | |
| | 小白鼠 | 腹腔 | 15～20 | 1% | |
| 戊巴比妥钠 | 狗、兔 | 静脉 | 30 | 3% | 2～4 h 中途加上 1/5 量,可维持 1 h 以上,麻醉力强,易抑制呼吸 |
| | | 腹腔 | 40～50 | 3% | |
| | 大、小鼠,豚鼠 | 腹腔 | 40～50 | 2% | |
| 氯醛糖 | 兔 | 静脉 | 80～100 | 2% | 3～4 h,诱导期不明显 |
| | 大白鼠 | 腹腔 | 50 | 2% | |

# 第三节　机能学实验常用气体及其制取

## 一、$CO_2$ 的制取

稀盐酸与碳酸钠作用生成 $CO_2$，反应如下：

$$2HCl + Na_2CO_3 \longrightarrow CO_2 \uparrow + H_2O + NaCl$$

用气体发生器可以得到 $CO_2$，将产生的 $CO_2$ 贮于胶皮球囊中备用。

## 二、CO 的制取

加热浓硫酸与甲酸（或蚁酸）便可以产生 CO。CO 有毒，空气中含有0.5% CO 即足以使人感到头痛，再多时便可致命，故必须特别注意，一般宜在室外制取。反应式如下：

$$HCOOH \xrightarrow{浓\ H_2SO_4} CO \uparrow + H_2O$$

## 三、$O_2$ 的制取

用氯酸钾（$KClO_3$）与二氧化锰（$MnO_2$）作用便可产生 $O_2$。把 4 份 $KClO_3$ 与 1 份 $MnO_2$ 相混于烧瓶中，略加热便有氧气逸出，收集到气囊中备用。

$$2KClO_3 \xrightarrow{MnO_2} 2KCl + 3O_2 \uparrow$$

## 四、$Cl_2$ 的制取

将浓盐酸和重铬酸钾加热即可产生氯气，收集到球胆内备用。

$$14HCl + K_2Cr_2O_7 \longrightarrow 2KCl + 3CrCl_3 + 3Cl_2 \uparrow + 7H_2O$$

# 第四节 机能学实验常见动物的基本操作技术

## 一、实验动物的选择

常用的实验动物有犬、猫、兔、大鼠、小鼠、豚鼠、蟾蜍或蛙等。无论选用哪种动物,均需是健康的。哺乳动物应毛色光泽,两眼明亮,眼和鼻无分泌物,鼻端潮而凉,反应灵活,食欲良好。蛙或蟾蜍则应皮肤湿润、喜爱活动,静止时后肢蹲坐、前肢支撑、头部和躯干挺起等。

## 二、常用动物的捉拿和固定方法

### (一) 蛙和蟾蜍

**1. 捉拿方法**

取蛙或蟾蜍 1 只,用左手无名指和中指夹前肢,使蛙趴在左手掌中,用拇指轻压脊柱,食指轻压蛙鼻,使头与脊柱在颈部成一角度,交角的菱形窝中为枕骨大孔的进针处,以便插入金属探针,破坏脑和脊髓(图 2.17)。

**2. 淋巴囊内注射**

蛙及蟾蜍皮下有多个淋巴囊,对药物易吸收。一般将药物注射于胸、腹或股淋巴囊。因其皮肤较薄,为避免药物从针眼中漏出,做胸部淋巴囊注射时,针头由口腔底部穿下颌肌层而达胸部皮下(图 2.18);做股部淋巴囊注射时,应从小腿皮肤刺入,通过膝关节而达大腿部皮下。注入药液量一般为 0.25~0.5 mL。

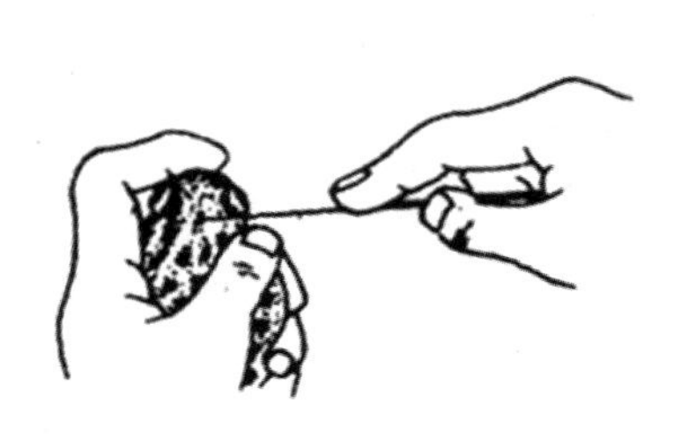

图 2.17 蛙或蟾蜍的捉拿方法示意图

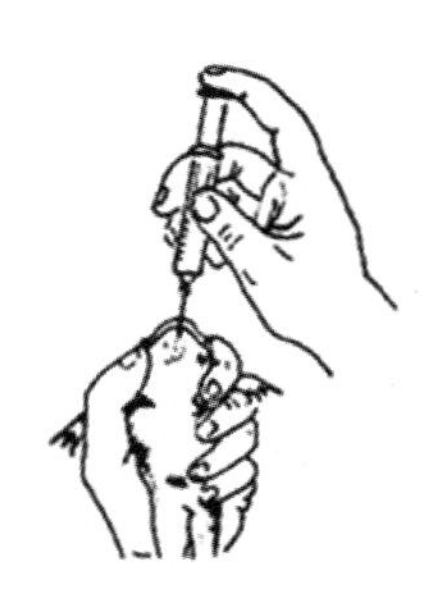

图 2.18 蛙或蟾蜍淋巴囊注射法示意图

对蛙或蟾蜍进行手术或其他复杂操作时，应按实验需要的体位，用蛙钉将蛙的四肢钉于蛙板上。

## （二）小鼠

### 1. 捉拿方法

右手提起鼠尾，放在粗糙物（如鼠笼）上面，轻向后拉其尾，此时小鼠前肢抓住粗糙面不动；用左手拇指和食指捏住小鼠双耳及头部皮肤，无名指、小指和掌心夹其背部皮肤及尾部，便可将小鼠完全固定。腾出右手，可以给药，如图 2.19(a)所示。

此外，也可单手捉持，虽然难度较大，但速度快。先用拇指和食指抓住小鼠尾巴，用小指、无名指和手掌压住尾根部，再用腾出的拇指、食指及中指抓住其双耳及头部皮肤，如图 2.19(b)所示。

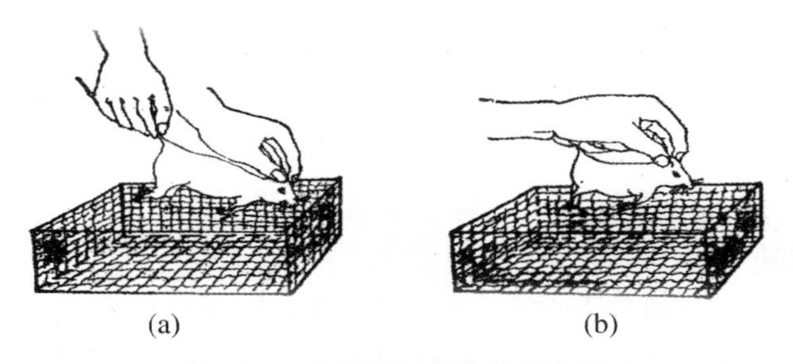


**图 2.19 小鼠的捉持方法示意图**

### 2. 给药方法

(1) 灌胃法：小鼠固定后，腹部朝上，颈部拉直，右手用带灌胃针头的注射器吸取药液（或事先将药液吸好），将针头从口角插入口腔，再从舌背沿上腭进入食道（图 2.20）。若遇阻力，应退出后再插入，切不可用力过猛，防止损伤或误入气管导致动物死亡。灌胃量一般不超过 0.25 mL/10 g。

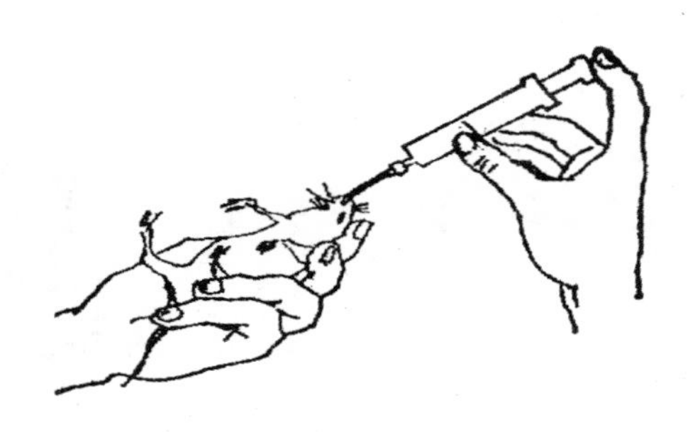

**图 2.20 小鼠的灌胃法示意图**

(2) 腹腔注射法：抓鼠方法同上，右手持注射器(5～6号针头)，从耻骨联合上一侧向头端以30°角刺入腹腔(应避开膀胱)。可先刺入皮下2～3 mm，再刺入腹腔，以防药液外漏(图2.21)。针头刺入部位不宜太高太深，以免刺破内脏。注射量一般为0.1～0.25 mL/10 g。

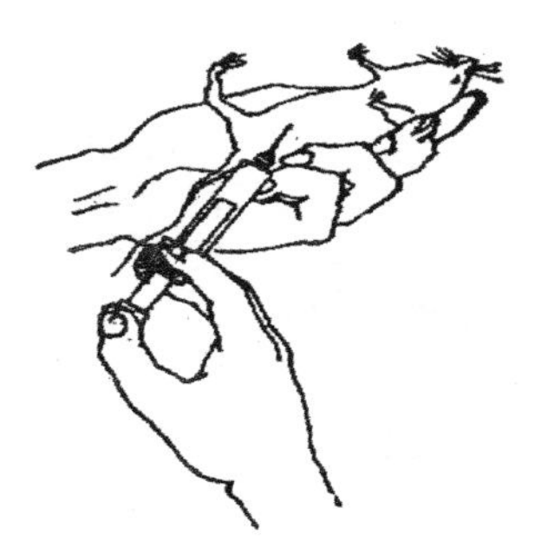

**图2.21　小鼠的腹腔注射法示意图**

(3) 皮下注射法：一般两人合作。一人左手抓住小鼠头部皮肤，右手拉住鼠尾；另一人左手提高背部皮肤，右手持注射器(针头号同上)，将针头刺入提起的皮下(图2.22)。若一人操作，左手小指和手掌夹住鼠尾，拇指和食指提起背部皮肤，右手持注射器给药。一般用量为0.05～0.25 mL/10 g。

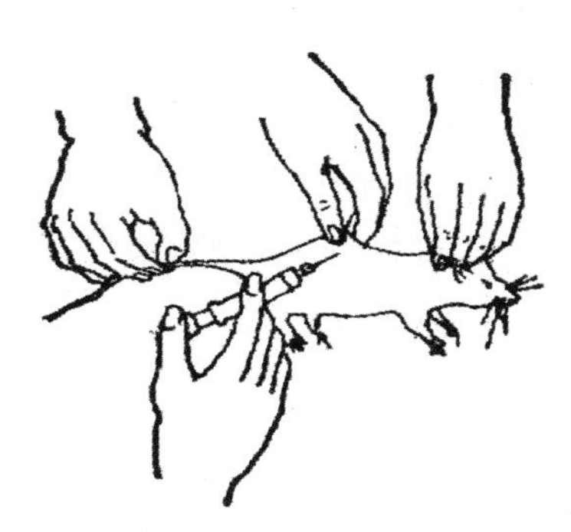

**图2.22　小鼠的皮下注射法示意图**

(4) 肌内注射法：两人合作时，一人抓鼠方法同上，另一人左手拉直一侧后肢，右手持注射器，注射部位多选后腿上部外侧(针头号同上)。如一人操作，抓鼠方法类似腹腔注射法，只是药液注射在肌肉内。每腿的注射量不宜超过0.1 mL。

(5) 尾静脉注射法：将小鼠置于待置的固定筒内，使鼠尾外露，并用酒精棉球涂擦，或插入40～50 ℃温水中浸泡片刻，使其尾部血管扩张。左手拉尾，选择扩张最明显的血管；右手持注射器(4～5号针头)，将针头刺入血管，缓慢给药。如推注有阻力而且局部变白，说明针头不在血管内，应重新插入。穿刺时宜从近尾尖部

1/3 处静脉开始，以便重复向上移位注射(图 2.23)。一般用药量为 0.1～0.2 mL/10 g，不宜超过 0.5 mL/10 g。

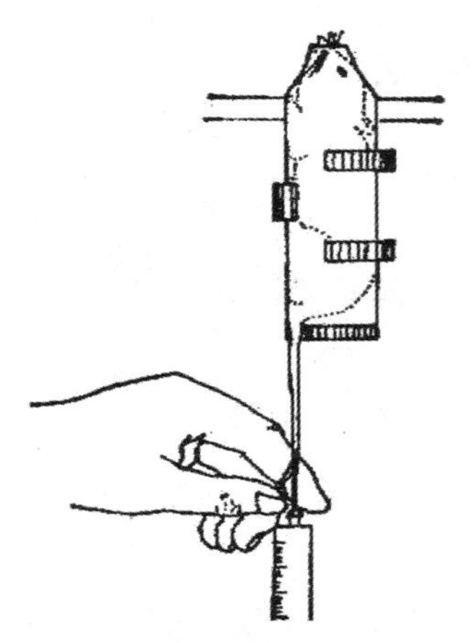

图 2.23 小鼠的尾静脉注射法示意图

## (三) 大鼠的捉持和给药方法

### 1. 捉持方法

捉持方法与小鼠基本相同。大鼠比小鼠攻击性强，所以实验前应尽量避免刺激它。捉拿时不要用止血钳钳其皮肤，而应戴着纱手套捉拿或用一块布盖住它后捉拿，这样对大鼠的刺激小，而且可防咬伤。

捉拿时右手夹住尾巴，放在粗糙面上；左手拇指和食指捏住颈及前颈部，其余三指握住整个身体。用力适当，过松容易挣脱而被咬伤，但用力过大会使其窒息死亡。

### 2. 给药方法

类似于小鼠，只是工具和用药量大点，静脉给药除尾静脉注射外还可舌下静脉给药。

## (四) 家兔的捉持和给药方法

### 1. 捉持方法

用右手抓住家兔背部皮肤稍微提起，左手托起其臀部，使其呈坐位姿势。也可以用左手托住家兔腹部，右手提起颈背部皮肤，使其呈俯卧位，如图 2.24 所示。

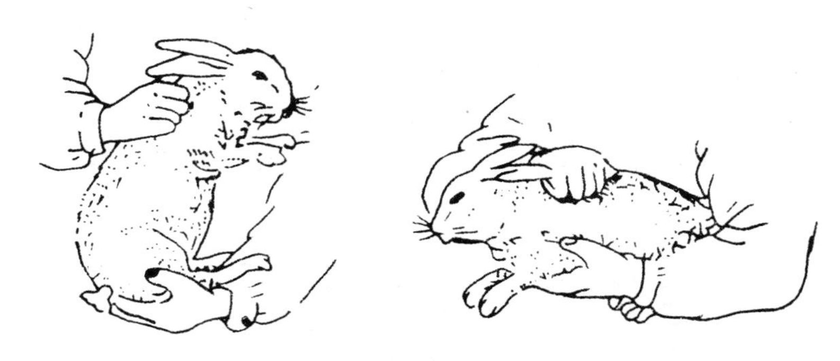

**图 2.24　家兔的捉持方法示意图**

### 2. 给药方法

(1) 耳缘静脉注射法：一人操作时，将兔放入固定箱或试验台上，选好耳缘静脉(在耳背的下缘)，拔除局部的毛，用酒精棉球涂擦，并用食指轻弹耳壳，使血管扩张。用左手的食指和中指夹住耳根部，拇指和无名指夹住耳尖部拉直；右手将抽好药液的注射器(6～7 号针头)针头刺入血管，用拇指和食指使针头和兔耳固定，将药液推入。如针头在血管内，推注轻松，并可见血液被药液冲走；如不在血管内，则推注有阻力，耳局部变白或肿胀，应立即拔出重新注射。注射完毕，则用手指或棉球压在针眼上，再拔出针头，并继续按压片刻，防止出血(图 2.25)。如两人操作，一人夹住兔子，右手暴露血管，压住耳根部使血管充盈，另一人注射给药。

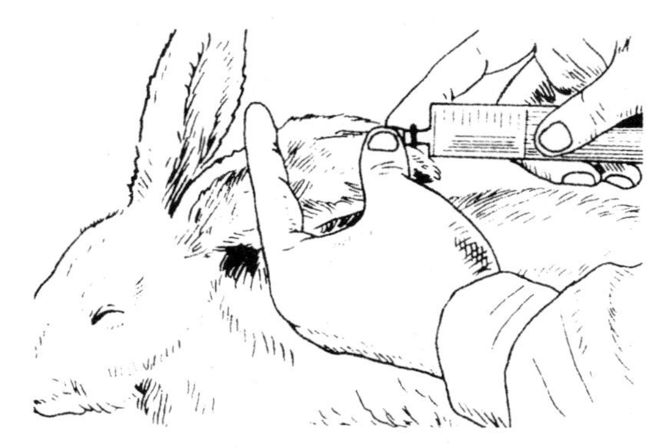

**图 2.25　兔耳缘静脉注射方法示意图**

(2) 灌胃法：两人合作，一人坐下，两腿夹住兔身，左手固定兔耳，右手抓住前肢，另一人将开口器从嘴角插入口腔，压在舌上，并向后翻转几下，使兔舌伸直。取 8 号导尿管由开口器中部的小孔插入食道约 15 cm。如插入气管，兔子则剧烈挣扎、呼吸困难。也可将导尿管外端浸入水中，不见气泡则表示插在胃中。插好后，把注射器接在导尿管上，将药液推入。再注入少量空气，使导尿管中所有药液进入胃内(图 2.26)。

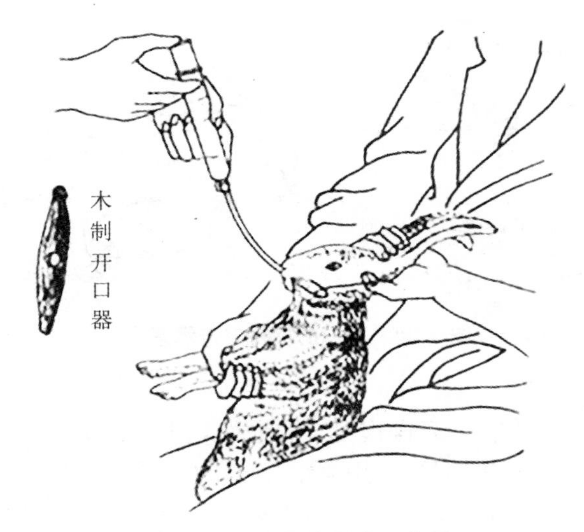


图 2.26 家兔灌胃法示意图

灌完药液后,先慢慢抽出导尿管,再取出开口器。一般用药量为 5~20 mL/kg。

(3) 腹腔、肌内、皮下注射法:基本同小鼠,唯针头可稍大(6~7 号),给药量可稍多,一般腹腔为 1.0~5.0 mL/kg,肌内、皮下为 0.5~1.0 mL/kg。

(4) 眼结膜内给药法:将兔固定在兔箱内或在腋下,左手拇指和食指拉开兔下眼睑成杯夹状,中指压住眼内眦,以防药液由鼻泪管流入鼻腔内而被吸收。滴入药液 1~2 滴,将下眼睑向上合拢,使眼球充分接触药液。约 1 min 后将手放开,让药液自然流出(图 2.27)。

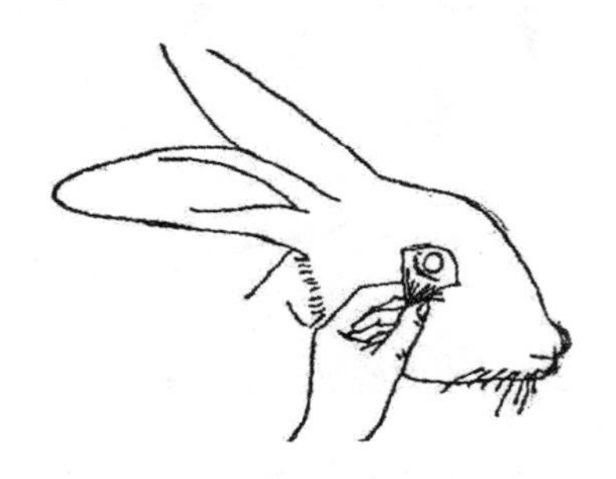

图 2.27 家兔眼睑滴加药液方法示意图

### （五）豚鼠的捉持和给药方法

**1. 捉持方法**

豚鼠性情温和，可直接用左手抓住身体，或以左手抓住其头颈部，右手抓住两后肢。

**2. 给药方法**

皮下、肌内及腹腔注射方法与小鼠类似，只是用药量稍大。灌胃方法与大鼠类似。静脉注射方法与兔相似。

## 三、常用动物的固定

### （一）鼠的固定

仰卧位固定可用棉绳拉住上门齿，栓到手术台上，四肢分别用绳子固定。俯卧位固定则用脑立体定位仪固定头部。

### （二）兔的固定

常用仰卧位固定，方法是四肢用塑料绳固定在兔台上，然后固定兔嘴部。如图2.28所示。

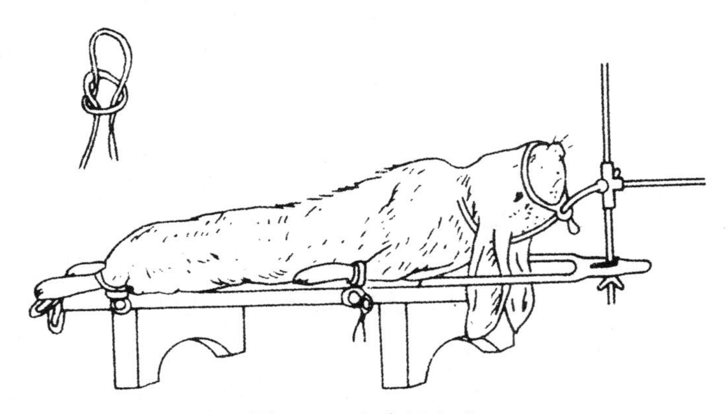

**图2.28　兔台固定法**

## 四、常用麻醉方法

在动物实验中，常常要对动物进行手术，因而手术前必须对动物进行麻醉。

(1) 小鼠:根据需要选用吸入麻醉或注射麻醉。注射麻醉时多采用腹腔注射法。

(2) 大鼠:多采用腹腔麻醉,也可用吸入麻醉。

(3) 豚鼠:可进行腹腔麻醉,也可将药液注入背部皮下。

(4) 猫:采用腹腔麻醉,也可用前肢或后肢皮下静脉注射法。

(5) 兔:多采用耳缘静脉麻醉。注射麻药时前 2/3 量注射应快,后 1/3 量要慢,并密切注意兔子的呼吸及角膜反射等的变化。在用巴比妥类麻药时,特别要注意呼吸的变化,当呼吸由浅而快转为深而慢时,表明麻醉深度已足够,应停止继续注射。

(6) 犬:多用前肢或后肢皮下静脉注射。

## 五、动物实验常用手术方法

### (一) 切开皮肤、皮下组织和止血

兔、猫、犬等动物切开皮肤前必须剪毛,剪毛用弯头剪或粗剪刀,不可用组织剪及眼科剪。剪毛范围应大于皮肤切口长度。为避免剪伤其皮肤,可一手将皮肤绷平,另一手持剪刀平贴于皮肤逆着毛的朝向剪毛。皮肤切口的大小根据实验要求而定,切皮时,手术者一手的拇指和食指绷紧皮肤,另一手持手术刀,以适当力度一次切开皮肤和皮下组织,直至肌层。用几把皮钳夹住皮肤切口边缘,暴露手术野,以便进一步进行分离、结扎等操作。在手术过程中,应保持手术野清晰,防止血肉模糊,以便于手术操作和实验观察。

应注意避免损伤血管,如有出血要及时止血。止血的方法有:

(1) 组织渗血,可用温热盐水纱布压迫、明胶海绵覆盖等方法。

(2) 较大血管出血,应用止血钳夹住出血点及其周围少许组织,结扎止血。

(3) 骨组织出血,先擦干创面,再及时用骨蜡填塞止血。

(4) 肌肉的血管丰富,肌组织出血时要与肌组织一同结扎。为避免肌组织出血,在分离肌肉时,若肌纤维走向与切口一致,应钝性分离;若肌纤维走向与切口不一致,则应采取两端结扎、中间切断的方法。干纱布只用于吸血和压迫止血,不可用来擦拭组织,以免造成组织损伤和刚形成的血凝块脱落。

### (二) 肌肉、神经与血管的分离

神经和血管都是易损伤的组织,在分离过程中,要细心、轻柔,以免损伤其结构与功能,切不可用有齿镊子剥离,也不可用止血钳或镊子夹持。分离时,掌握先神

经后血管、先细后粗的原则。

分离较大的神经和血管时，应先用蚊式止血钳将其周期的结缔组织稍加分离，然后用大小适宜的止血钳沿分离处插入，顺着神经或血管的走向逐步扩大，直至将神经血管分离出来。

在分离细小的神经和小血管时，要用玻璃分针小心操作，必须特别注意保持局部的自然解剖位置，不要把结构关系搞乱。如需切断血管分支，应采用两端结扎中间剪断的方法。

分离完毕后，在神经和血管的下方穿过已浸透生理盐水的丝线，供提起或结扎之用。然后，盖上一块盐水纱布，防止组织干燥；或在创口内加适量温的液状石蜡(37 ℃左右)，使神经浸泡其中。

### （三）兔颈部手术

兔颈部手术包括颈外静脉、颈总动脉、气管、神经的分离和插管术。其步骤如下：

(1) 局部或全身麻醉：如局麻，在手术野皮下，用 10 g/L 普鲁卡因 7～8 mL 做局部浸润麻醉。

(2) 剪毛：将兔仰卧固定于兔台上，剪去颈部手术视野的毛(甲状软骨至胸骨上缘)。

(3) 皮肤切口：用左手拇指和食指撑平皮肤，右手持手术刀，从甲状软骨沿正中线向下做 5～6 cm 皮肤切口至胸骨上缘。

(4) 颈部血管和气管的暴露和分离。

颈外静脉：位于颈部皮下，胸锁乳突肌外缘，仔细分离 1.5～2 cm 长，穿过两根线备用。

气管：在正中线逐层分离皮下组织、筋膜和肌肉，即可见气管。在其下穿一条粗线备用。

颈总动脉和神经：位于气管两侧，分离覆于气管上的胸骨舌骨肌和侧面斜行的胸锁乳突肌，深处可见颈动脉鞘。细心分离鞘膜，即见搏动的颈总动脉和神经。三条神经中，以迷走神经最粗，交感神经其次，降压神经最细(如头发粗细)。各分离出 2～3 cm，神经下穿线备用。注意分离时切忌损伤神经和血管，并随时用温热的生理盐水湿润神经(图 2.29)。

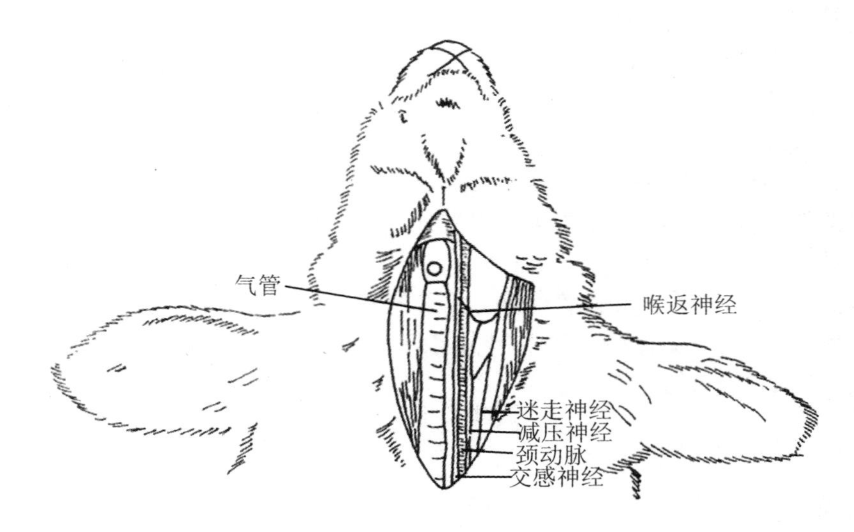


图 2.29 家兔颈总动脉和迷走、交感、减压神经示意图

## (四) 气管插管术

在哺乳动物急性实验中，为保持呼吸通畅，一般均需做气管插管术。犬、兔、猫、大鼠等所用的气管切开术方法相同。

其操作步骤为：使动物背卧位固定于手术台上，剪去颈前区被毛，于喉头下方做正中切口(长短因动物大小而异，兔一般为 5 cm 左右，犬可稍长)。用止血钳分离皮下组织，再沿正中纵向钝性分离左右侧胸骨舌骨肌，暴露气管，分离气管两侧及其与食管之间的结缔组织，游离气管，并在其下方穿一较粗的丝线。于甲状软骨下方 0.5～1 cm 处做一"⊥"形切口，横切口长度约为气管直径的 1/3。然后向下推入气管插管，用事先在气管后方穿好的棉线在切口稍下方做一结扎，再将结扎线固定于"Y"形气管插管一侧分支处，以防插管滑脱。

如气管内有较多分泌物或血液，应先清除，再插管。插管后如动物突然呼吸急促，可能因为气道不畅，应及时进行处理。

## (五) 血管插管方法

为进行动、静脉血压观察以及抽取血样或经静脉给药等操作，需进行血管插管术。动脉插管常取颈总动脉、股动脉。静脉插管常取股静脉、踝静脉。

### 1. 颈总动脉插管方法

将颈前区剪毛，在正中部位切开皮肤 4～5 cm，分离皮下组织，钝性分离肌肉，在气管两侧找到颈总动脉鞘。小心分开鞘膜，分离颈总动脉，在其下方穿两根丝线。于颈总动脉远心端结扎，并在结扎线下方 2 cm 处用动脉夹夹住动脉的近心端。插管的另一端连于血压换能器或水银检压计上。

检查检压系统，事先确保无漏水及气泡存在。用眼科剪在尽可能靠远心端结扎处剪一个 45°的斜口，占管径的一半，然后将充满肝素盐水的动脉插管向心脏方向插入血管 0.5～1 cm，穿好的线结扎固定于套管的侧管上，以防滑脱。应注意保持插管与动脉的方向一致，防止插管尖刺破血管。小心松开动脉夹，即可见血液冲入动脉插管，开动记录仪进行描记。

**2. 股静脉插管方法**

于腹股沟处沿血管走向做一个 3～5 cm 的切口，用止血钳分离肌肉和深筋膜，暴露出股神经和血管。一般股静脉在内侧，股动脉在外侧。股静脉壁薄易损，应钝性分离股静脉，以免出血。静脉插管与动脉插管相似，但不需用动脉夹。

### （六）兔、猫、犬股部手术

股部手术是为了分离股动、静脉并进行插管，供放血、输血、输液及注射药物之用。其步骤如下：

(1) 动物麻醉、仰卧固定，剪去股三角区被毛。

(2) 用手触摸股动脉搏动，辨明动脉走向。沿动脉走行方向在皮肤上作 3～5 cm长的切口。

(3) 用血管钳分离皮下组织及筋膜，即看到股动脉、股静脉和股神经。三者的位置由外向内依次为股神经、股动脉和股静脉。

(4) 以蚊式钳小心地将股神经首先分出，然后再分离股动脉与股静脉之间的结缔组织，注意勿损伤血管小分支，分离出 2～3 cm 长的股动脉或股静脉。

(5) 分别在远心端结扎血管，并用动脉夹夹闭近心端血管。在动脉夹后穿线，以备固定插管用。用眼科剪朝心脏方向将血管剪一小口(剪口尽量靠近远端)，然后用一连接于注射器的塑料插管，从剪口处沿向心方向插入血管内(注意插入时，管尖端与血管保持平行，勿使尖端戳破血管)。插入 2～3 cm，用手术线结扎固定。

### （七）开颅方法

在研究中枢神经系统的功能(如大脑皮质诱发电位、皮层机能定位等)时，往往需打开颅骨，安置或埋藏各种电极、导管。颅骨开口及位置大小视实验需要而定，现以兔为例介绍开颅方法。

动物麻醉后行气管插管术，将兔固定于脑立体定位仪上。剪去头顶部的毛，沿矢状线切开头皮，分离皮下组织及肌肉，钝性分离骨膜，暴露前囟、人字缝和矢状缝。确定开颅位置后，在其中心钻一小孔。调好颅骨钻头的钻进深度(兔一般为

2～3 cm)，将钻头中心轴插入小孔，垂直向下压并旋转钻头。钻至内髓板时有突破感，此时应减轻力度，缓缓钻进，以免损伤硬脑膜及脑组织，当旋转至有明显突破感时，则可打开颅骨。如需扩大颅骨开口，可用咬骨钳一点点咬除，不能大块撕扯，以免出血不止。咬除矢状静脉窦处的颅骨时，尤须小心。一般应保留前囟、人字缝等骨性标志。如需剪除硬脑膜，可用弯针尖挑起，用眼科剪小心剪开，勿损伤皮层小血管。

## 六、急救措施

动物实验中，常由麻醉药过量、出血过多、分泌物或血块堵塞气管造成窒息以及某种药物等原因引起动物血压、呼吸不规则。此时应立即处理：

### （一）排除原因

迅速查明原因，并中断诱因，如止血、停药、排除分泌物等。

### （二）急救方法

**1. 麻醉药过量的急救方法**

(1) 出现呼吸极慢、不规则，但心跳正常时，急救方法是给予人工呼吸，适当给予苏醒剂。

(2) 出现呼吸停止仍有心跳，急救方法是人工呼吸，注射50%葡萄糖液5～10 mL，给予肾上腺素及苏醒剂。必要时可使用人工呼吸机或吸氧，吸入气中$O_2$占95%，$CO_2$占5%。

(3) 出现呼吸、心跳均停止时，急救方法为用1∶10000肾上腺素溶液心内注射，其余同(2)。为防止麻醉剂过量，注射速度一定不要过快，严密观察动物状况，追加麻醉剂时，一次不宜超过总量的1/5。

**2. 出现失血过多，血压下降的急救方法：**

(1) 立即止血，暂停实验。

(2) 加快输液(生理盐水)速度，增加血容量。

(3) 静脉注射1∶10000肾上腺素。

(4) 注意保温，待血压恢复正常后再实验。

**3. 出现窒息的急救方法**

如常麻醉后，气管分泌物增多或气管切口的出血凝块堵塞气管而引起窒息时，可见动物呼吸不规则甚至呼吸困难，急救方法是应用棉签清除干净气管、气管插管内的分泌物及血凝块。必要时拔出气管插管并冲洗。

**4. 药物或其他原因导致危险的急救方法**

在用乙酰胆碱、氯化钾等药物时，常因剂量过多而致血压下降，甚至心脏停搏（包括离体实验）。此时急救方法为使用 1∶10000 肾上腺素。离体实验时可反复进行心脏灌注。实验期间有可能发生动脉插管因血凝块堵塞而不能描记血压等现象，故应仔细观察，采取有效措施，及时排除故障以保证实验的顺利进行。

## 七、实验动物的采血方法

### （一）小鼠和大鼠的采血方法

**1. 剪（割）尾采血**

此法用于需血量很少的情况。固定动物并露出鼠尾，将鼠尾置于 45 ℃温水中浸泡数分钟（或用二甲苯棉球涂擦），使尾部血管扩张。用棉球擦干后，剪（或用手术刀切）去尾尖 0.5～1.0 cm，让血液滴入盛器或直接以血红蛋白吸管吸收。大鼠可采血 1.0 mL 左右。

**2. 眼底球后静脉丛采血**

此法可用于需中等血量的场合。用左手捉鼠，拇指及中指抓住头颈部皮肤，食指按在眼后，使眼球轻度突出，眼底球后静脉丛淤血。右手持配有磨钝的 7 号针头的 1 mL 注射器（或内径 0.6 mm 左右的硬质毛细玻管），沿内眦眼眶后壁向喉头方向刺入（刺入深度：小鼠为 2～3 mm，大鼠为 4～5 mm），当感到有阻力时稍后退，边退边抽。采血毕，拔出针头。采血量：20～25 g 小鼠为 0.2～0.3 mL，200～300 g 大鼠为 0.5～1.0 mL。

**3. 断头采血**

此法用于需血量较大，而又无需保护动物生命时。左手以拇指和食指捉持动物的头颈部，使其头略向下倾，右手持剪刀猛力剪断鼠头，让血液滴入盛器。采血量：小鼠为 0.8～1.0 mL，大鼠为 5～8 mL。

### （二）家兔的采血法

**1. 耳缘静脉采血**

家兔置固定箱内，剪（拔）去拟采血部位的毛，再用电灯照射加热或用二甲苯棉球涂擦，使耳部血管扩张。用粗针头刺破耳缘静脉或以刀片在血管上切一小口，让血自然流出，滴入盛器内（亦可用配有 6～7 号针头的注射器直接缓慢抽取）。采血毕，用干棉球按压止血。

**2. 心脏穿刺采血**

家兔背位固定（或助手用左右手分别捉住兔的后肢和前肢，将兔右侧卧位于桌角)，在其左胸第2～4肋间剪毛一块，用碘酒和酒精消毒。然后用配有7或9号针头的10～20 mL注射器，在心跳最明显处作穿刺。针头刺入心腔，即有血液流入注射器(或边穿刺边抽)。采血毕，迅速将针头拔出。

**3. 股动脉采血**

兔背位固定，助手拉直兔采血侧后肢，采血者摸准血管搏动明显处，右手持注射器，将针头垂直刺入股动脉(如穿刺过深，可边抽边缓慢后退)。若已刺入动脉，即有鲜红色血液流入注射器。采血毕，迅速拔出针头，用干棉球压迫止血2～3 min。

**4. 颈动脉采血**

家兔麻醉(全麻，亦可用1%普鲁卡因2 mL进行局麻)，背位固定，切口并剥离一侧颈动脉，结扎远心端，穿刺近心端取血(亦可插入塑料插管放血)。如要动物存活，采血毕再结扎近心端动脉，缝合创口，并用消毒纱布覆盖，胶布固定;还要注意创口及器械的消毒。

### (三) 豚鼠的采血法

**1. 耳缘静脉切割采血**

以酒精棉球涂擦局部，使血管充血。用刀片割破耳缘血管，让血自然流出。此法可采血0.3 mL左右。

**2. 心脏穿刺采血**

方法基本同家兔。因豚鼠较小，一般由助手握住前后肢即可。

### (四) 犬的采血法

**1. 后肢外侧小隐静脉采血**

其位置参见常用实验动物的捉持和给药方法。局部剪毛，用碘酒和酒精棉球消毒，助手压迫静脉上端使之充血，采血者持配有7号或8号针头的注射器，穿刺血管，即有血液流入注射器。采血毕，拔出针头，用干棉球压迫止血。

**2. 前肢背侧皮下头静脉采血**

其位置参见常用实验动物的捉持和给药方法，采血方法基本同后肢外侧小隐静脉采血法。

**3. 耳缘静脉采血**

局部剪毛，加热或以酒精棉球涂擦，然后用刀片切割已扩张的血管，使血液滴入盛器。采血毕用干棉球压迫切割口止血。可用于血常规检验或需血量小的场合。

常用实验的最大安全采血量与最小致死采血量如表2.5所示。一次采血过多或连续采血都可影响动物健康，造成贫血或导致死亡。

表 2.5　实验动物的采血量

| 动物种类 | 最大安全采血量（mL） | 最小致死采血量（mL） | 动物种类 | 最大安全采血量（mL） | 最小致死采血量（mL） |
|---|---|---|---|---|---|
| 小鼠 | 0.1 | 0.3 | 家兔 | 10 | 40 |
| 大鼠 | 1 | 2 | 犬 | 50 | 300 |
| 豚鼠 | 5 | 10 | 猴 | 15 | 60 |

## 八、实验动物的处死方法

实验动物的处死方法较多，不论采用何种方法，应尽量减少动物的痛苦，处死过程尽量不要在其他动物面前进行，以免导致其他动物的心理痛苦或抑郁，常见的处死方法有：

**1. 蟾蜍的处死方法**

常用金属探针插入枕骨大孔，破坏脑脊髓的方法。

**2. 大鼠和小鼠的处死方法**

（1）脊椎脱臼法：右手抓住鼠尾用力向后拉，同时左手拇指与食指用力向下按住鼠颈，将脊髓与脑髓拉断，鼠立即死亡。

（2）断头法：在鼠颈部用剪刀将鼠头剪掉，鼠因断头和大出血而死。

（3）打击法：用手抓住鼠尾并提起，将其头部猛击桌角，或用小木槌用力敲击鼠头，使鼠致死。

（4）化学致死法：吸入乙醚、CO 等致死。

**3. 家兔的处死方法**

（1）空气栓塞法：向动物静脉内注入一定量空气，使之发生空气栓塞而致死。注入空气量，家兔约 10 mL，可由耳缘静脉注入。

（2）急性放血法：自动脉（颈动脉或股动脉）快速放血使动物迅速死亡。

最后将处死后的动物尸体投放在指定地方。

# 第五节 机能学虚拟仿真实验

机能学仿真实验系统是采用计算机虚拟仿真与网络技术，运用客户/服务器的构架模式，涵盖了多个机能学实验的虚拟仿真，由于模拟仿真实验无需实验动物、无需实验准备即可帮助学生理解实验的操作步骤以及实验效果，可以作为机能学实验教学的一个有益补充，对教师而言，起到辅助教学的作用，对学生而言，则起到的只是预习、熟悉及强化的作用。虚拟仿真实验系统由基础知识、实验仪器、实验录像、模拟实验、实验考核等部分组成，结构完整、内容丰富(图 2.30)。

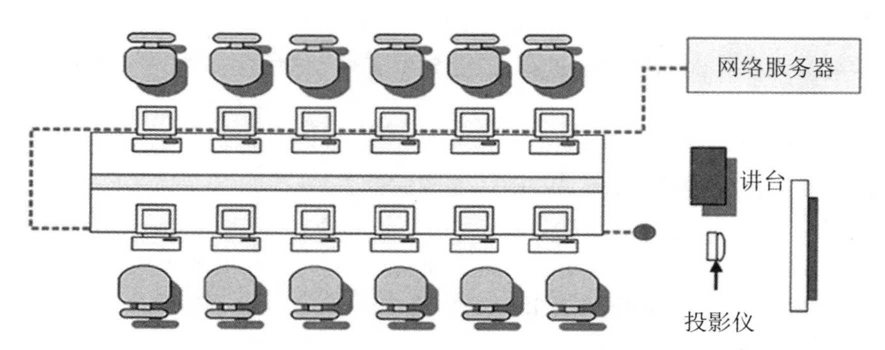


网络服务器为连接入虚拟教室系统的所有计算机提供丰富完善的素材

**图 2.30 虚拟仿真实验构架示意图**

以人机交互的方式实施实验，就像置身于真实的实验环境中，具有智能性、仿真性、形象性和趣味性；充分调动了学生的学习兴趣和积极性，丰富学生的想象力，提高学生探索试验的成功率。教师可以通过服务端管理程序，自定义曲线样式、动态添加试验、自定义药物及药效；学生可以将自己的实验图片、实验录像、实验操作等文字加入系统中，从而丰富该课程的内容，加强对机能学实验课程的学习(图 2.31)。

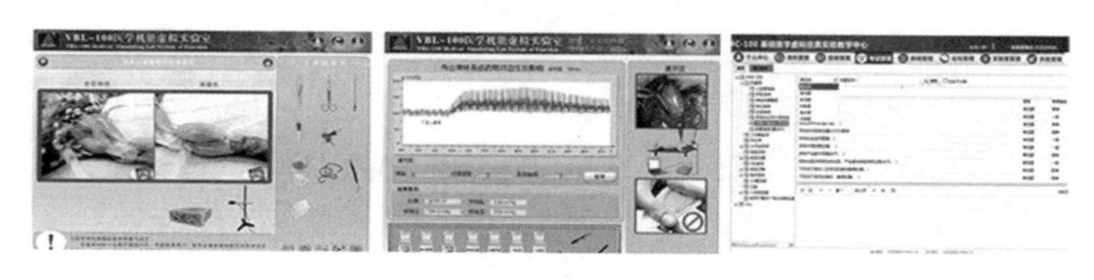

**图 2.31 部分模拟实验示意图**

(1) 采用网络化的体系结构(C/S 结构),可以直接连接到校园网或 Internet 网络上。

(2) 具有完整的知识结构,包括:实验基础知识介绍,实验动物介绍,实验设备和实验器械介绍,模拟实验操作过程,模拟实验波形等方面的内容。

(3) 实验基础知识包括生理、药理、病生、机能、信号采集系统,传感器,实验室常用试剂等方面的知识。

(4) 实验仪器介绍包含最新不低于 20 种生理药理仪器介绍,包含镇痛类、抗焦虑类、抗疲劳类、心血管类药理设备以及行为学实验仪器设备,介绍方式为 Flash 动画和录像,拓展学生思路。

(5) 至少包含对不低于 10 种常见实验动物的用途、生理指标等方面的介绍。

(6) 包含生理、药理、病生、人体实验以及综合性实验的各类大型实验项目不低于 100 个,实验项目(图 2.32)包括:

① 生理实验项目:刺激强度与肌肉收缩的反应关系、刺激频率与肌肉收缩之间的关系、神经干动作电位的引导实验、神经兴奋传输速度的测定、神经干不应期的测定、减压神经放电、膈神经放电、大脑皮层诱发点位、离体蛙心灌流、期前收缩与代偿间歇、心肌细胞动作电位、家兔血压调节、家兔呼吸运动调节、尿生成的影响因素、消化道平滑肌生理特性、兔血压调节、葛根注射液对麻醉犬血流动力学的影响、蛙心起搏及起源分析、肠胃运动观察、耳蜗微音器效应、大鼠海马神经网络癫痫样电活动、胸膜负压的观察、影响血液凝固的因素。

② 药理实验项目:药物对动物学习记忆的影响、酸枣仁对小鼠的镇定作用、地西泮的抗惊厥作用、哌替啶的镇痛作用、地塞米松对实验大鼠脚趾肿胀的抗炎作用、苯海拉明药效实验、神经体液因素及药物对心血管活动的影响、药物急性毒性实验、药物半衰期的测定、给药剂量对药物血浓度的影响、给药途径对药物血浓度的影响、药物在体内的分布、肝肾功能状态对药物血浓度的影响、多次给药对药物血浓度的影响、镇痛药的镇痛作用、药物对双香豆抗凝作用的影响、强心苷对在体蛙心的影响、强心苷对离体蛙心的影响、药物对离体蛙心的影响、抗心律失常药物的作用、硫酸链霉素的毒性反应及氯化钙的对抗作用、巴比妥类药的作用的比较、药物对小鼠自发活动的影响、氨茶碱和异丙肾上腺素的平喘作用、尼可刹米对呼吸抑制的影响、吗啡对呼吸的抑制和解救、利尿药的利尿作用、子宫兴奋药对离体子宫的作用、药物对离体肠的作用、传出神经系统药的血压的影响、去甲肾上腺素的缩血管作用。

③ 病理生理实验项目:急性心力衰竭、心律失常、急性缺氧、急性失血性休克、急性高钾血症、家兔肺水肿、家兔呼吸功能不全。

④ 人体实验项目:人体指脉信号的测定、人体全导联心电信号的测定、ABO

血型的测定、人体前臂肌电的测定、人体握力的测定、人体心音图的记录和测定简介。

⑤ 综合实验：家兔呼吸运动调节、影响尿生成的因素及利尿药物、神经体液因素及药物对心血管活动的影响。

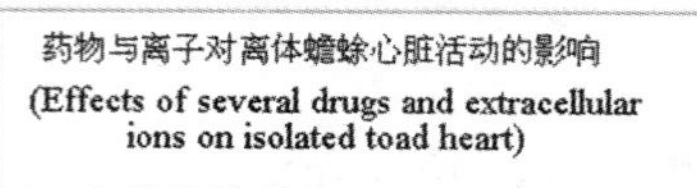


★ 实验目的原理(Object and principle)

★ 实验材料(Materials)

★ 方法步骤(Methods)

- 毁脑脊髓
- 蟾蜍固定
- 打开蟾蜍胸腔
- 蟾蜍心脏斯氏插管
- 插管方法2
- 仪器连接及参数
- 系统定标
- 实验装置
- 实验结果

Close

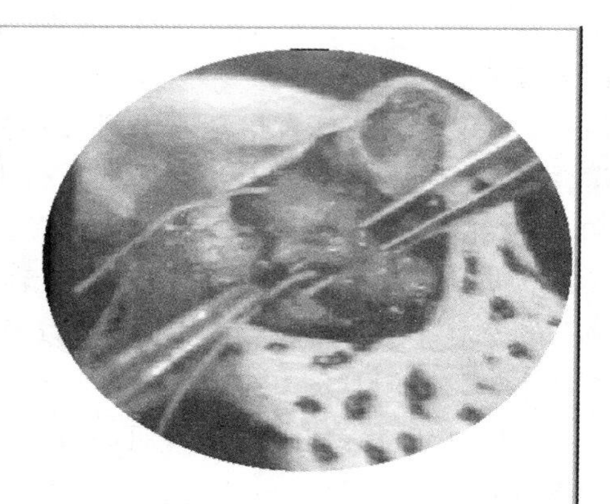

用玻璃分针仔细分离两主动脉周围的结缔组织，用镊子在两主动脉干下穿一细线，打一活结备用，再在左动脉下穿一线，近头端结扎。如蟾蜍较大，用眼科剪在左侧主动脉干上靠近结扎处剪一“ V”形口，将盛有少量任氏液的蛙心插管由剪口处插进动脉至动脉球，再

返回(BACK)　　下页(Next)

**图 2.32　离子和药物对离体蟾蜍心脏活动的影响模拟实验项目窗口**

(7) 每个实验项目包含实验简介、实验原理、实验录像、实验模拟操作以及实验模拟波形 5 个方面的内容。

(8) 实验项目中的波形模拟可以和动物的反应同步，比如在刺激强度与反应的关系实验中，波形上的变化和蟾蜍腓肠肌的收缩反应应同步表现。

(9) 波形模拟高度逼真，比如对血压波形的模拟要表现出心室收缩与心房切迹，还要表现出叠加在血压波形上的呼吸波形(二级波)。

(10) 实验操作均为高清保真录像，保证实验细节清晰可见，专业人员配音，提高学生自主学习能力，减轻教学负担。

(11) 进行各种药理学参数的计算，比如 $PA_2$、$LD_{50}$、半衰期等。

(12) 系统具有开发性，用户可以将自己的实验图片、实验录像、实验原理和操作的文字加入到系统中。

(13) 包含机能实验考试功能，加入了 11 个模拟实验的考试评分系统，学生可以进行模拟步骤的考试测验。

# 第三章　验证性实验(上)

本章实验为神经系统与运动系统实验。

## 实验一　坐骨神经-腓肠肌标本的制备

**【实验目的】**

(1) 学习急性实验的实验方法。
(2) 掌握蛙类坐骨神经-腓肠肌标本的制备方法。

**【实验原理】**

选用蛙类动物作为实验对象,其离体组织生存条件易于控制,因此常用于生理实验。肌肉是由神经支配的,给神经施加适当刺激,其支配的肌肉会收缩。蛙类坐骨神经-腓肠肌标本在人工配制的任氏液(林格液)中,其兴奋性几小时内可保持不变,生理实验常选用蛙类动物坐骨神经-腓肠肌标本来观察刺激、兴奋性的一些规律。

**【实验对象】**

蟾蜍或蛙。

**【器材与试剂】**

器材:蛙类手术器械(粗剪刀、手术剪、眼科剪、手术镊、眼科镊、金属探针、玻璃分针、蛙板、玻璃板、蛙钉),烧杯,滴管,纱布,手术线等。
试剂:任氏液。

【方法与步骤】

1．分离坐骨神经-腓肠肌

（1）破坏脑和脊髓：左手握蟾蜍，背部向上。用食指按压其头部前端，拇指压住躯干的背部，使头向前俯；右手持金属探针，由两眼之间沿中线向后方划触，触及两耳后腺之间的凹陷处即是枕骨大孔的位置。将金属探针由凹陷处垂直刺入，即可进入枕骨大孔。然后将针尖向前刺入颅腔，在颅腔内搅动，以捣毁脑组织。如金属探针确在颅腔内，实验者可感到针触及颅骨。再将金属探针退至枕骨大孔，针尖转向后方，刺入椎管，以捣毁脊髓。彻底捣毁脊髓时，可看到蟾蜍后肢突然蹬直，然后瘫软。

如动物仍表现出四肢肌肉紧张或活动自如，必须重新毁髓。

（2）剪除躯干上部及内脏：左手捏住蟾蜍脊柱，右手持粗剪刀在骶髂关节水平以上0.5～1.0 cm处横断脊柱，然后左手握后肢，用拇指压住骶骨。使其头与前肢自然下垂，右手持粗剪刀，沿脊柱两侧剪除内脏及头部，注意不要伤及坐骨神经干。

（3）剥皮及分离下肢：左手捏住脊柱的两端，右手捏住断端皮肤边缘，向下牵拉剥掉全部后肢皮肤，清洗双手及用过的手术器械。

（4）分离两后肢：避开坐骨神经，用粗剪刀沿正中线将脊柱及耻骨联合中央剪开两侧后肢，并完全分离。将两后肢标本置于放有任氏液的烧杯中备用。如图3.1所示。

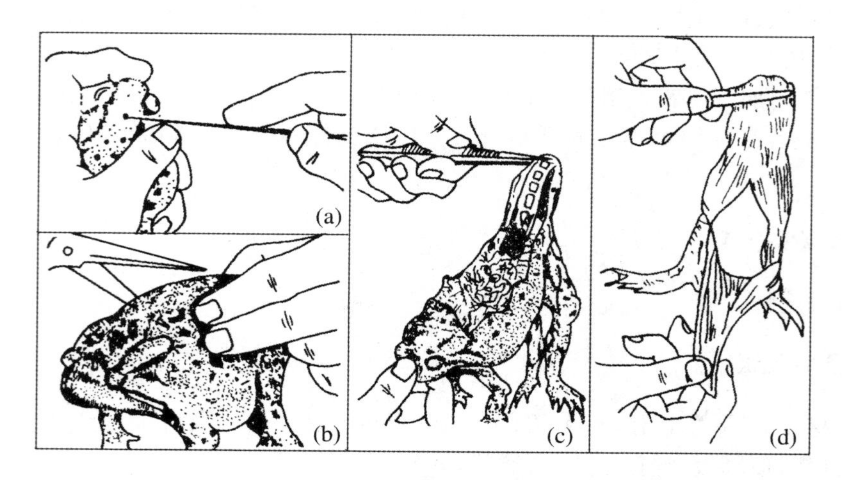

**图3.1　破坏蟾蜍脑和脊髓及剥皮示意图**

(a) 破坏脑和脊髓；(b) 剪断脊柱；(c) 剪除躯干及内脏；(d) 剥去后肢皮肤

2. **完成坐骨神经-腓肠肌标本**

(1) 游离坐骨神经:将一侧后肢的脊柱端腹面向上,趾端向外侧翻转,使其足底朝上,用蛙钉将标本固定在玻璃板下面的蛙板上。

用玻璃分针沿脊神经向后分离坐骨神经。沿腓肠肌正前方的股二头肌和半膜肌之间的裂缝,找出坐骨神经。坐骨神经基部,有一梨状肌盖住神经,用玻璃分针轻轻挑起此肌肉,便可看清下面穿行的坐骨神经。剪断梨状肌,完全暴露坐骨神经与其相连的脊神经。

(2) 用玻璃分针轻轻挑起神经,自前向后剪去支配腓肠肌之外的分支,将坐骨神经分离至腘窝处。分别用粗剪刀和手术剪剪去脊柱骨及肌肉,只保留坐骨神经发出部位的一小块脊柱骨。取下脊柱端的蛙钉,用手术镊轻轻提起脊柱骨的骨片,将神经搭在腓肠肌上。

(3) 分离股骨头:左手捏住股骨,沿膝关节剪去股骨周围的肌肉,用粗剪刀自膝关节向前刮干净股骨上的肌肉。保留股骨的后 2/3,剪断股骨。

(4) 游离腓肠肌:用手术镊在腓肠肌跟腱下穿线,并结扎。提起结扎线,剪断肌腱与胫腓骨的联系,游离腓肠肌。剪去膝关节下部的后肢,保留腓肠肌与股骨的联系,制备完整的坐骨神经-腓肠肌标本。标本应包括:坐骨神经、腓肠肌、股骨头和一段脊柱骨四部分(图 3.2)。

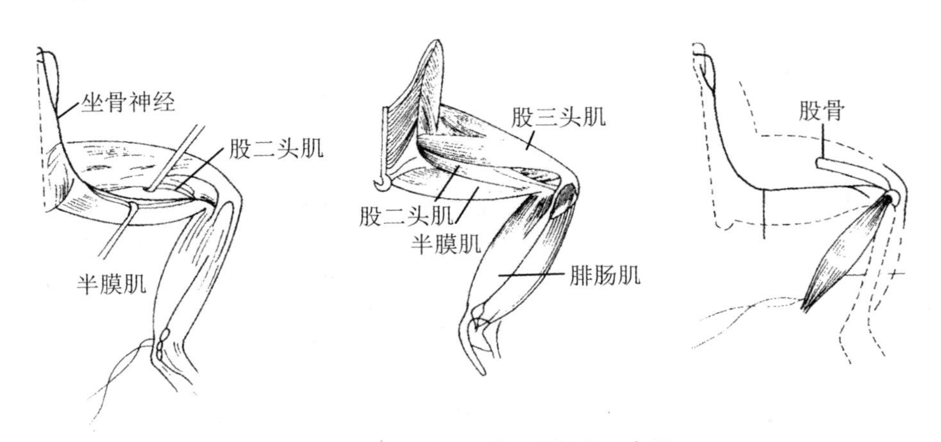


**图 3.2　坐骨神经-腓肠肌标本示意图**

**【观察项目】**

用浸有任氏液的锌铜弓轻触坐骨神经或用刺激器刺激坐骨神经,观察腓肠肌的反应。

**【实验结果】**

仔细记录实验现象和结果，并进行分析。

**【注意事项】**

(1) 标本在制备过程中不能用自来水冲洗。

(2) 尽量避免手或金属器械直接与所需要的标本接触。

(3) 操作过程中应注意使蟾蜍头部向外(不要挤压耳后腺)，防止耳后腺分泌物溅入实验者眼内(如溅入，则立即用生理盐水冲洗眼睛)。

**【思考题】**

(1) 为什么刺激坐骨神经能使腓肠肌产生反应？

(2) 在制备坐骨神经-腓肠肌标本的过程中关键步骤有哪些？

# 实验二　神经干动作电位的测定

**【实验目的】**

(1) 学习生物电活动的细胞外记录方法。

(2) 观察蟾蜍坐骨神经动作电位的基本波形，了解其产生的基本原理。

**【实验原理】**

神经或肌肉发生兴奋时，兴奋部位发生电位变化，这种可扩布性的电位变化即为动作电位。神经的动作电位是神经兴奋的客观指标。

如将两个引导电极分别置于正常完整的神经干表面，动作电位先后通过两个引导电极，可引导出两个方向相反的电位波形，称为双相动作电位。如将两引导电极之间的神经麻醉或损伤，动作电位只通过第一个电极引导出来，它只有一个方向的电位波形，称为单相动作电位。

坐骨神经由许多神经纤维组成，神经干的动作电位与单个神经纤维的跨膜动作电位不同，它是许多动作电位组成的复合动作电位。虽然每条神经纤维都按“全或无”定律参与反应，但在一定范围内，复合动作电位的振幅可随刺激强度的改变而发生变化。

**【实验对象】**

蟾蜍或蛙。

**【器材与试剂】**

器材:蛙类手术器械,计算机生物信号采集处理系统,神经屏蔽盒。
试剂:任氏液。

**【方法与步骤】**

(1) 制备蟾蜍坐骨神经干标本:按实验一制备坐骨神经干标本,神经干尽可能分离得长些,要求上自脊髓附近主干,下沿腓总神经与胫神经一直分离至踝关节附近。在制备过程中,要把神经周围的结缔组织分离干净,勿损伤神经标本。将神经两端用细线结扎后,置于任氏液中 10 min 备用。

(2) 连接实验装置:按图 3.3 所示将神经屏蔽盒与计算机生物信号采集处理系统连接。

(3) 打开计算机并启动生物信号采集处理系统,观察实验结果。

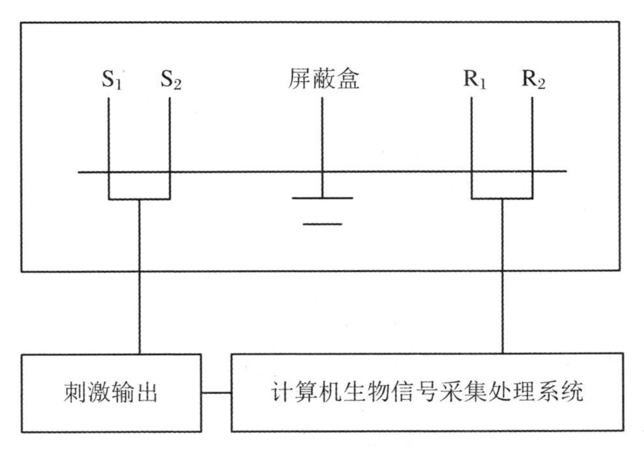


**图 3.3　神经干动作电位实验装置示意图**

**【观察项目】**

**1. 预实验**

检查整个实验系统的工作状态。

**2. 观察复合动作电位**

将坐骨神经干标本放置在神经屏蔽盒的电极上,其中粗的一端置于刺激电极一端，细的一端置于记录电极一端。盒的底部放一浸湿的任氏液滤纸，以保持盒内的湿度，防止神经干标本干燥，盖好屏蔽盒。

（1）双相动作电位：给予标本单刺激，逐渐增加刺激强度，观察刚能引起动作电位的最小刺激强度，即阈强度。继续增加刺激强度，观察动作电位幅度在一定范围随刺激强度增加而增大的变化情况，找出最大刺激强度（图 3.4(a)）。

（2）单相动作电位：在两个记录电极之间用眼科镊夹伤神经，便可见双相动作电位变成向上的单相动作电位（图 3.4(b)）。

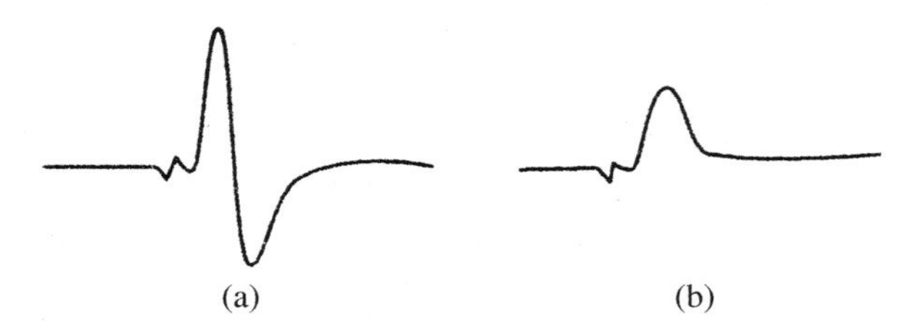

(a) (b)

**图 3.4 神经干动作电位示意图**

## 【实验结果】

仔细记录实验现象和结果，并进行分析。

## 【注意事项】

（1）游离神经标本时尽可能分离的长些，便于实验操作。

（2）分离标本时不能损伤神经，否则会影响实验结果。

## 【思考题】

（1）采用细胞外记录法所记录的神经干动作电位的原理是什么？

（2）说明单相和双相动作电位的产生原理。

（3）解释在一定范围内神经干动作电位的振幅随刺激强度而改变，是否与单个神经纤维动作电位的“全或无”定律相矛盾。

# 实验三　阈刺激、阈上刺激与最大刺激的检测

## 【实验目的】

(1) 学习神经-肌肉实验的电刺激方法及肌肉收缩强度的记录方法。
(2) 观察刺激强度与肌肉收缩反应的关系。

## 【实验原理】

活体的神经肌肉组织具有兴奋性,能接受刺激发生兴奋反应。标志单一细胞兴奋性大小的刺激指标一般常用阈强度即阈值表示。阈值是指在刺激作用时间和强度-时间变化率固定不变的条件下,能引起组织细胞兴奋所需的最小刺激强度,达到这种强度的刺激称为阈刺激。单一细胞的兴奋性是恒定的,但是不同细胞的兴奋性并不相同。因此,对于多细胞的组织来说,在一定范围内,刺激强度与反应之间的表现并非“全或无”的关系。

坐骨神经和腓肠肌是多细胞组织,当单个电刺激作用于坐骨神经时,如果刺激强度太小,则不能引起肌肉收缩,只有当刺激强度达到一定阈值时,才能引起少数肌纤维发生收缩反应。随着刺激强度的增加,肌肉收缩幅度也相应增大,这种刺激强度超过阈值的刺激称为阈上刺激。当刺激强度增大到某一数值时,全部肌纤维同时收缩。如再继续增大刺激强度,肌肉的收缩幅度不再增大。这种能使肌肉发生最大收缩反应的最小刺激强度称为最适强度,达到最适强度的刺激称为最大刺激。最大刺激引起的肌肉收缩称最大收缩。由此可见,在一定范围内,骨骼肌收缩的大小取决于刺激的强度,这是刺激与组织反应之间的一个普遍规律。

## 【实验对象】

蟾蜍或蛙。

## 【器材与试剂】

器材:蛙类手术器械,铁支架,肌动器,张力换能器,计算机生物信号采集处理系统,小烧杯,滴管。

试剂:任氏液。

**【方法与步骤】**

(1) 制备坐骨神经-腓肠肌标本(参见实验一),将标本置于任氏液中浸泡10 min备用。

(2) 连接实验仪器装置:将肌动器固定于铁支架上,张力换能器固定在肌动器的正上方,将标本的股骨头固定在肌动器的股骨固定孔内。再将腓肠肌肌腱上的结扎线与张力换能器相连。连线不可过紧或过松,以使肌肉自然拉平为宜。将标本的坐骨神经放在肌动器的电极上。再将张力换能器与计算机生物信号采集处理系统输入通道相连。刺激电极的接头与刺激器输出端相连。

(3) 打开计算机并启动生物信号采集处理系统,观察实验结果。

**【观察项目】**

阈刺激、阈上刺激和最大刺激强度对肌肉收缩的影响(图 3.5)。

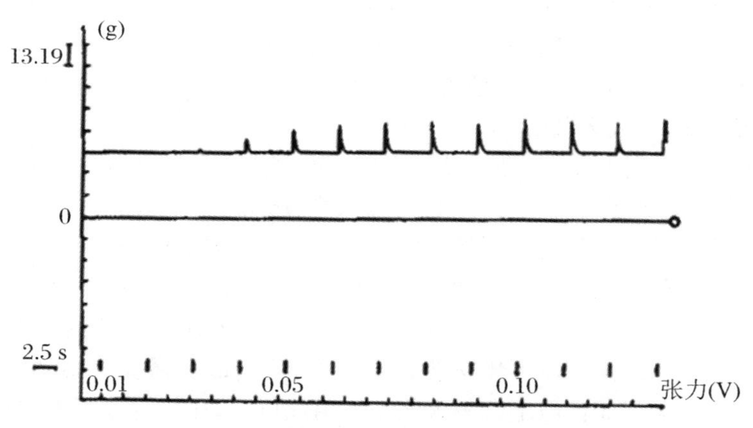


**图 3.5 不同刺激强度下的肌肉的收缩曲线示意图**

**【实验结果】**

实验结果填入表 3.1。

**表 3.1 刺激强度与肌肉收缩反应的关系**

| 次数 | 刺激强度(V) | 收缩幅度(mm) |
| --- | --- | --- |
| | | |

**【注意事项】**

(1) 制作标本时要反复用任氏液保持标本湿润,以防其干燥而丧失正常生理活性。

(2) 认真按实验软件指示操作,不进行与本实验无关的操作,及时记录数据并绘制曲线。

**【思考题】**

(1) 你所制备标本能够成功的诀窍是什么? 兴奋性如何? 为什么?

(2) 为什么在一定范围内增加刺激强度,骨骼肌的收缩力会增加?

# 实验四　骨骼肌单收缩和强直收缩实验

**【实验目的】**

观察刺激频率和肌肉反应之间的关系,了解骨骼肌强直收缩的形成过程。

**【实验原理】**

肌肉组织对于一个阈刺激或阈上刺激发生一次迅速的收缩反应,称为单收缩。单收缩的过程可分三个时期:潜伏期、收缩期及舒张期。

两个同等强度的阈刺激或阈上刺激,相继作用于神经-肌肉标本,如果刺激间隔大于单收缩的时程,肌肉则出现两个分离的单收缩;如果刺激间隔小于单收缩的时程,则出现两个收缩反应的重叠,称为收缩的总和。当同等强度的连续阈刺激或阈上刺激作用于标本时,出现多个收缩反应的融合,称为强直收缩。后一收缩发生在前一收缩的舒张期时,称为不完全强直收缩。后一收缩发生在前一收缩的收缩期时,各自的收缩完全融合,肌肉处于持续的收缩状态,称为完全强直收缩。

**【实验对象】**

蟾蜍或蛙。

**【器材与试剂】**

器材:蛙类手术器械,铁支架,肌动器,张力换能器,计算机生物信号采集处理系统，小烧杯，滴管。

试剂：任氏液。

**【方法与步骤】**

(1) 制备坐骨神经-腓肠肌标本(见实验一)。将标本置于任氏液中浸泡10 min备用。

(2) 连接实验仪器装置(同实验三)。

(3) 打开计算机并启动生物信号采集处理系统，观察实验结果。

**【观察项目】**

(1) 单收缩：将刺激频率置于低频连续刺激，描记独立的或连续的单收缩曲线。

(2) 不完全强直收缩：随着刺激频率逐次增加，描记出锯齿状的不完全强直收缩曲线。

(3) 完全强直收缩：继续逐次增加刺激频率，描记出平滑的完全强直收缩曲线(图 3.6)。

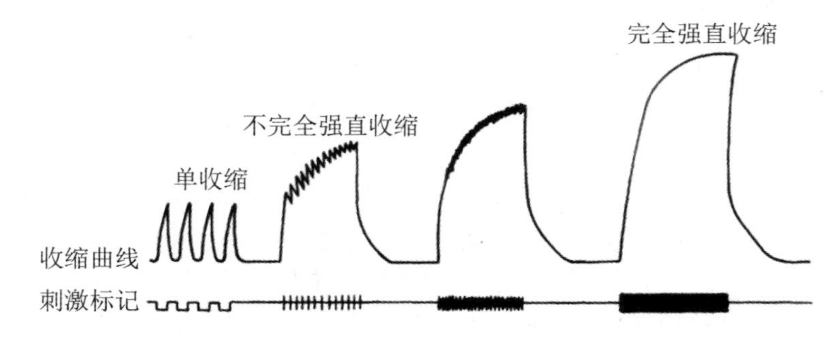


**图 3.6 单收缩、不完全及完全强直收缩曲线示意图**

**【实验结果】**

仔细记录实验现象和结果，并进行分析。

**【注意事项】**

(1) 连续刺激时间不宜太长，每次刺激持续时间要保持一致，不得超过 4 s，且每两次刺激之间应让标本休息 0.5～1 min，以防肌肉疲劳影响实验结果。

(2) 用任氏液保持标本湿润，以保持其良好的兴奋性状态。

(3) 标本固定的松紧要适度，才能保证作出良好的肌肉收缩曲线图。

**【思考题】**

(1) 肌肉收缩有几种形式？不同收缩形式产生的效果如何？

(2) 动作电位能否融合？为什么？

(3) 讨论肌肉发生不完全强直收缩及完全强直收缩的条件，人们日常生活中哪些动作属于强直收缩？

# 实验五　反射弧的分析

**【实验目的】**

利用脊蛙标本实验，分析反射弧的组成，探讨反射弧的完整性与反射活动的关系。

**【实验原理】**

在中枢神经系统的参与下，机体对刺激的应答反应叫反射。反射的解剖学基础是反射弧。反射弧的任何一部分缺损，原有的反射不再出现。由于脊髓的机能比较简单，所以常选用只破坏脑的动物(如脊蛙或脊蟾蜍)为实验材料，以利于观察和分析。

**【实验对象】**

蟾蜍或蛙。

**【器材与试剂】**

器材：蛙类动物常用手术器械，铁支架，肌夹，计算机生物信号采集处理系统，保护电极，小烧杯。

试剂：稀硫酸。

**【方法与步骤】**

(1) 取一只蟾蜍或蛙，用钢针破坏大脑，按实验一的方法操作，完成脊蟾蜍或脊蛙标本的制备。

(2) 用肌夹夹住脊蛙的下颌，悬挂在支架上，如图3.7所示。

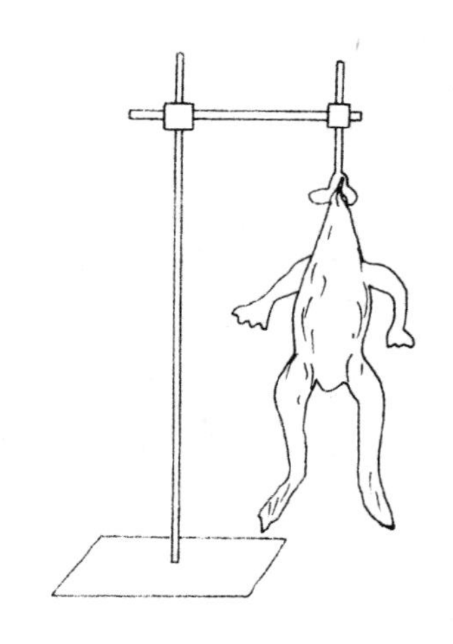

图3.7　脊蛙的固定方法示意图

**【观察项目】**

(1) 用小烧杯盛适量的稀硫酸,将蟾蜍左侧后肢趾尖接触硫酸溶液,观察实验结果。然后用烧杯盛清水洗去脚趾皮肤上残留的硫酸,再用纱布轻轻擦干脚趾。

(2) 用手术剪自左后肢踝关节上方的皮肤作一环切,然后再用手术镊剥净脚趾上的皮肤。再让左侧后肢趾尖接触硫酸溶液,观察实验结果。

(3) 用步骤(1)的方法刺激右后肢脚趾皮肤,观察右后肢的活动。而后剪开右侧大脚背部的皮肤,用玻璃分针分离股二头肌和半膜肌,游离坐骨神经,并将其结扎剪断,再用步骤(1)的方法刺激右后肢脚趾皮肤,观察两后肢的活动情况。

(4) 打开计算机生物信号采集处理系统,开启刺激输出,以适当电刺激右侧坐骨神经中枢端,观察两后肢的活动情况。

(5) 破坏脊髓,再重复(4),观察两后肢的活动情况。

(6) 电刺激右侧坐骨神经外周端,观察右后肢的活动情况。

(7) 直接电刺激右侧腓肠肌,观察右后肢的活动情况。

**【实验结果】**

记录观察结果,列表,并进行分析处理。

**【注意事项】**

(1) 每次刺激时,保持相同的刺激强度。

(2) 用稀硫酸刺激脚趾皮肤出现屈腿反射时,应立即用清水洗去脚趾皮肤上残留的硫酸,以防酸液烧灼脚趾皮肤的感受器。

**【思考题】**

(1) 以实验结果为根据,推理说明反射弧的几个组成部分。

(2) 结合本实验,举例说明临床上有哪些疾病的诊断采用的是反射弧的方法。

## 实验六　小鼠小脑的损伤效应实验

**【实验目的】**

一侧小脑损伤后的动物,躯体运动表现异常,通过对异常运动的观察,了解小脑的机能。

**【实验原理】**

小脑具有维持身体平衡，调节肌紧张和协调肌肉运动等机能。当小脑损伤后，随着破坏程度的不同，可表现出不同程度的肌紧张失调及平衡失调。

**【实验对象】**

小鼠，体重为 18～22 g。

**【器材与试剂】**

器材：手术器械一套，注射器针头，口罩，棉球。
试剂：乙醚。

**【方法与步骤】**

(1) 用乙醚麻醉小鼠(注意仔细观察其呼吸，若呼吸变慢则表示动物已麻醉)。
(2) 自头顶部至耳后沿正中线剪开皮肤，将颈肌向下剥离。透过透明的颅骨即可看清小脑的位置(图 3.8)。用针头刺穿颅骨，直达小脑(2～3 mm)，搅毁该侧小脑。

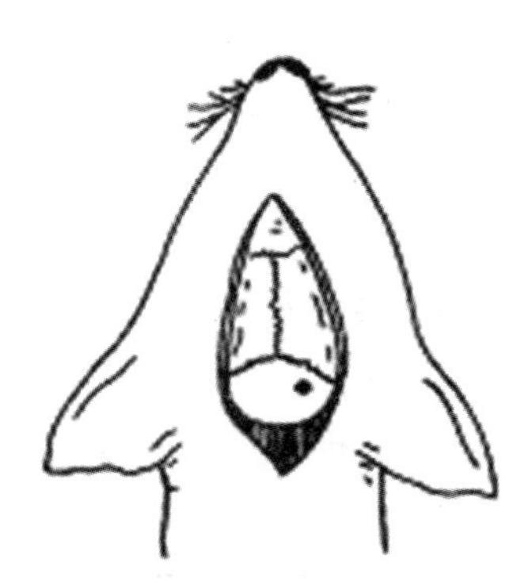

**图 3.8　破坏小鼠小脑的位置示意图(图中黑点表示进针处)**

**【观察项目】**

待小鼠清醒后，可见其向一侧旋转或翻滚。如损伤较轻，小鼠向健侧旋转；当损伤重时，则向损伤侧翻滚。

**【实验结果】**

记录观察结果，并进行分析处理。

**【注意事项】**

(1) 手术固定时勿重压，以免小鼠窒息。
(2) 针刺穿颅骨，直达小脑时，不可深刺，以免损伤脑干。

**【思考题】**

(1) 根据实验结果，试述小脑各部分对躯体运动的调节作用。
(2) 一侧小脑损伤后的动物，姿势和躯体运动有何异常？为什么？

## 实验七　拟胆碱药和抗胆碱药对家兔瞳孔的影响

**【实验目的】**

观察阿托品和毛果芸香碱对瞳孔的影响。

**【实验原理】**

毛果芸香碱直接激动胆碱能节后神经纤维支配的效应器细胞膜M受体而产生M样作用，特点是对眼内平滑肌和腺体的作用选择性较高。滴眼后可出现缩瞳及调节痉挛等作用。

阿托品能竞争性拮抗体内胆碱能神经递质Ach对M胆碱受体的激动作用，较大剂量也可阻断神经节$N_1$受体的作用。本药作用广泛，各器官对之敏感性也不同，随剂量的增大可依次出现腺体分泌减少、瞳孔扩大和调节麻痹、胃肠道和膀胱平滑肌抑制、心率加快等作用，其中阿托品通过阻断虹膜环状肌上的M受体，使环状肌松弛，退向四周边缘，从而瞳孔扩大。

本实验通过对家兔两侧眼结膜囊中分别滴入毛果芸香碱和阿托品，观察对瞳孔的作用，并探讨药物对瞳孔的作用及其机制。

**【实验对象】**

家兔，体重为1.5～2.5 kg。

**【器材与试剂】**

器材:家兔固定盒,测瞳尺,1 mL 注射器。
试剂:1%硫酸阿托品溶液,1%硝酸毛果芸香碱溶液。

**【方法与步骤】**

取无眼疾的家兔1只,自然体位置于兔固定盒内,测两侧瞳孔的大小。然后向一侧眼结膜囊中滴入硫酸阿托品3滴,另一侧滴入硝酸毛果芸香碱3滴。给药后10 min,再测其瞳孔大小。最后,将两药交换滴入,给药后10 min,重复测量瞳孔大小。

**【实验结果】**

将实验结果填入表3.2中。

**表3.2　拟胆碱药和抗胆碱药对家兔瞳孔的影响**

| 兔眼 | 滴入药物 | | 瞳孔直径(mm) | | |
|---|---|---|---|---|---|
| | 第一次 | 第二次 | 给药前 | 给药后 | |
| | | | | 第一次 | 第二次 |
| 左 | 硫酸阿托品 | 毛果芸香碱 | | | |
| 右 | 毛果芸香碱 | 硫酸阿托品 | | | |

**【注意事项】**

(1) 滴药液时,要把下眼睑拉成杯状,同时压迫内眦部,以免药液经鼻泪管流入鼻腔而吸收。待滴药后1 min,再将手放开。
(2) 测量瞳孔时,请勿触及角膜。
(3) 实验始终,要求兔头朝一个方向固定,以免由于光强度的变化影响结果。

**【思考题】**

(1) 滴入毛果芸香碱及阿托品后,瞳孔为何有不同的变化?
(2) 如果将毛果芸香碱换成毒扁豆碱,结果会如何?为什么?

# 实验八　有机磷农药中毒及解救

**【实验目的】**

观察有机磷农药中毒的症状及阿托品、解磷定的解救作用。

**【实验原理】**

有机磷农药经胃肠道吸收后，生成难以水解的磷酰化胆碱酯酶，使胆碱酯酶失去水解 ACh 的能力，造成 ACh 在突触间隙或神经肌接头处大量积聚，引起一系列的中毒症状。阿托品选择性地阻断胆碱能 M 受体，有效地解除 M 样症状；解磷定可复活胆碱酯酶，快速解除有机磷酸酯类农药急性中毒时肌肉震颤等 $N_2$ 受体样作用的症状。

**【实验对象】**

家兔，体重为 1.5～2.5 kg。

**【器材与试剂】**

器材：1 mL、5 mL 注射器，测瞳尺。

试剂：5%精制敌百虫（美曲磷脂）溶液，0.2%硫酸阿托品溶液，2.5%解磷定溶液。

**【方法与步骤】**

(1) 取家兔 1 只，称重。分别观察并记录其活动情况、呼吸（频率、幅度、节律是否均匀）、瞳孔大小、唾液分泌、大小便、肌张力及有无肌震颤等。

(2) 给家兔腹腔注射 5%精制敌百虫 4.0 mL/kg(100 mg/kg)。随时观察，并记录上述各指标的变化。待中毒症状明显后，立即耳缘静脉注射 0.2%硫酸阿托品溶液 1.0 mL/kg(2.0 mg/kg)，观察上述指标的变化。

(3) 耳缘静脉注射 2.5%解磷定溶液 2.0 mL/kg(50 mg/kg)，观察上述指标的变化。

**【实验结果】**

将实验结果填入表 3.3 中。

表 3.3　有机磷农药中毒及其药物解救症状的变化

| 观察阶段 | 活动情况 | 呼吸情况 | 瞳孔大小 | 唾液分泌 | 大小便次数及形状 | 肌张力及震颤 |
|---|---|---|---|---|---|---|
| 给药前 | | | | | | |
| 给敌百虫后 | | | | | | |
| 给阿托品后 | | | | | | |
| 给解磷定后 | | | | | | |

**【注意事项】**

(1) 有机磷农药为剧毒药,切勿污染。如手接触 1605(对硫磷)后,可用肥皂水清洗,但敌百虫则不能用碱性物清洗。

(2) 本实验是为分析阿托品和解磷定的解救机制而设计的,临床上须将两药合用,才能获得最好的效果。

(3) 有机磷农药静脉注射时中毒症状发生快,抢救需及时。对于 1605,如果小鼠采用灌胃,家兔采用嘴角滴入,则潜伏期稍长,中毒症状更明显。敌百虫亦可改用腹腔注射给药。这样还能保存耳缘静脉以备抢救注药。如经 15～20 min 仍未出现中毒症状,可追加 1/3 的量。

**【思考题】**

(1) 有机磷农药中毒的机制是什么?

(2) 阿托品和解磷定为什么能抢救有机磷农药中毒?在临床上如何应用?

# 实验九　香烟对小鼠的毒性实验

**【实验目的】**

观察香烟对小鼠的毒性,提示吸烟对人体的危害性。

**【实验原理】**

烟碱,亦称尼古丁,从烟叶中提取,可兴奋自主神经和神经肌肉接头的胆碱能受体。其对神经节的 N 受体作用呈双向性,即开始使用时可短暂兴奋神经节受体,随后可持续抑制神经节受体。

**【实验对象】**

小鼠,体重为18~22 g。

**【器材与试剂】**

器材:特制玻璃水烟斗,1 mL 注射器,过滤嘴香烟。
试剂:生理盐水。

**【方法与步骤】**

(1) 含烟碱水的制备:用装有2 mL生理盐水的特制玻璃水烟斗吸完1只香烟,制得含烟碱水备用。

(2) 取18~22 g小鼠2只,一只小鼠腹腔注入内含烟碱水溶液0.5 mL,另一只小鼠腹腔内注入等容量生理盐水。观察2只小鼠给药后的状态变化。

**【实验结果】**

将实验结果填入表3.4中。

**表3.4 香烟对小鼠的毒性影响**

| 鼠号 | 药物 | 给药量(mL/只) | 观察记录 | | |
|---|---|---|---|---|---|
| | | | 惊厥 | 瘫痪 | 死亡 |
| 1 | 生理盐水 | | | | |
| 2 | 含烟碱水 | | | | |

**【注意事项】**

(1) 两只小鼠要求性别相同,体重相近。
(2) 用正常吸烟方法(接抽气泵/注射器等)吸烟,不可用自然燃烧代替抽吸。

**【思考题】**

(1) 香烟中主要有哪些成分?其中最主要成分的药理作用是什么?
(2) 通过本实验,结合相关理论分析如何理解吸烟的危害和吸烟的作用?

# 实验十　巴比妥类药物的催眠作用时间和强度的比较

**【实验目的】**

比较几种巴比妥类药物对动物作用强度和维持时间的影响。

**【实验原理】**

巴比妥类药物为中枢神经系统的普遍抑制药,是有典型的量效关系的药物。随着药物剂量由小到大,可表现为镇静、催眠、抗惊厥和麻醉的作用。剂量过大可严重抑制呼吸和心血管功能而致死。巴比妥类为传统的镇静催眠药,但引起的睡眠时相与生理睡眠改变较多,耐受性与依耐性均较苯二氮䓬类为严重,安全性小,作为镇静催眠药巴比妥类药已被苯二氮䓬类取代。更多的是用于抗癫痫、抗惊厥和用于复方中对抗某些药物的兴奋作用,或增强某些药物的抑制作用。

**【实验对象】**

家兔,体重为1.5～3.0 kg。

**【器材与试剂】**

器材:2 mL、5 mL 注射器,婴儿秤,兔笼,秒表。

试剂:1%硫喷妥钠溶液,3%戊巴比妥钠溶液,3%苯巴比妥钠溶液,苦味酸溶液。

**【方法与步骤】**

(1) 取健康家兔,称重,编号。观察各兔正常活动及翻正反射情况。

(2) 按家兔体重经耳缘静脉给药。1号家兔给予1%硫喷妥钠溶液1 mL/kg(10 mg/kg),2号家兔给予3%戊巴比妥钠1 mL/kg(30 mg/kg),3号家兔给予3%的苯巴比妥钠1 mL/kg(30 mg/kg)。

(3) 药后观察翻正反射消失时间及恢复时间,并记录。

**【实验结果】**

将实验结果填入表3.5中。

表 3.5 巴比妥类药物的催眠作用时间和强度的比较

| 兔号 | 体重(kg) | 药物 | 剂量(mg/kg) | 翻正反射 | | | |
|---|---|---|---|---|---|---|---|
| | | | | 时间给药 | 消失时间 | 恢复时间 | 作用特点 |
| 1 | | | | | | | |
| 2 | | | | | | | |
| 3 | | | | | | | |

**【注意事项】**

(1) 注射药速度不宜太快,特别是硫喷妥钠,以免动物死亡。
(2) 进行本实验时需保持环境安静。

**【思考题】**

(1) 根据实验结果讨论上述不同巴比妥类药物的作用强度、快慢、维持时间的差别及原因。
(2) 巴比妥类药物除抑制中枢作用外,还有哪些作用?

# 实验十一 巴比妥类药物对小鼠入睡时间时间的影响

**【实验目的】**

(1) 验证戊巴比妥钠对中枢的镇静催眠作用。
(2) 观察小鼠入睡时间,验证受试药物与剂量的关系。

**【实验原理】**

巴比妥类药物为中枢神经系统的普遍抑制剂,随着剂量由小到大,可表现为镇静、催眠、抗惊厥和麻醉的作用。本实验通过腹腔注射戊巴比妥钠,观察小鼠入睡只数的变化,验证戊巴比妥钠对中枢的镇静催眠作用强度。

**【实验对象】**

小鼠,体重为 18～22 g。

**【器材与试剂】**

器材:2 mL、5 mL 注射器,电子秤,鼠笼,秒表。
试剂:3%戊巴比妥钠溶液,生理盐水,苦味酸溶液。

**【方法与步骤】**

取正常小鼠 4 只,分成生理盐水对照组和戊巴比妥钠 3 个组,给药 30 min 后(对照组给生理盐水),分别腹腔注射 30 mg/kg,40 mg/kg,50 mg/kg 的戊巴比妥钠,比较给药组与对照组动物的入睡时间。

**【实验结果】**

将实验结果填入表 3.6 中。

**表 3.6　巴比妥类药物对小鼠入睡个数的影响**

| 组别 | 剂量(mg/kg) | 体重(g) | 入睡时间(min) | 入睡鼠数(只) |
| --- | --- | --- | --- | --- |
| 对照组 | — | | | |
| | 30 | | | |
| 药物组 | 40 | | | |
| | 50 | | | |

**【注意事项】**

腹腔注射药物时注意正确的注射部位。

**【思考题】**

(1) 根据实验结果,分析巴比妥类药物的镇静催眠作用与剂量的关系。
(2) 结合实验结果,分析临床上为什么对该类药物进行管制?

## 实验十二　小鼠强迫游泳实验

**【实验目的】**

通过实验观察小鼠不动时间的变化,验证氯丙嗪的镇静作用。

**【实验原理】**

氯丙嗪为抗精神病药物，属吩噻类。具有镇静作用，用药后表现为安定、镇静、感情淡漠，对周围事物不感兴趣，有嗜睡感，在安静环境中易诱导入睡，但易觉醒。对动物有镇静驯化作用，可选择性地抑制动物的条件回避反应，但对非条件回避反应却无影响。

**【实验对象】**

小鼠，体重为 18～22 g。

**【器材与试剂】**

器材：2 mL、5 mL 注射器，电子秤，鼠笼、秒表。
试剂：0.1%盐酸氯丙嗪溶液，生理盐水，苦味酸溶液。

**【方法与步骤】**

选用体重为 18～22 g 的雄性小鼠 4 只，均分成 2 组，一组小鼠腹腔给予 0.1% 盐酸氯丙嗪溶液 0.15 mL/10 g(15 mg/kg)，另一组小鼠给予生理盐水后观察 20 min。将动物放入盛有水的树脂玻璃缸(高 40 cm，直径 25 cm，水深 25 cm，水温 25 ℃)，6 min 适应后，再观察记录 4 min 内小鼠的不动时间。

**【实验结果】**

将实验结果填入表 3.7 中。

**表 3.7　氯丙嗪对小鼠强迫游泳的影响**

| 组别 | 鼠号 | 剂量(mg/kg) | 体重(g) | 不动时间(min) |
|---|---|---|---|---|
| 对照组 | 1 | | | |
| | 2 | | | |
| 药物组 | 3 | | | |
| | 4 | | | |

**【注意事项】**

(1) 用于小鼠游泳的玻璃缸中水的深度要大于小鼠的体长加尾长。
(2) 小鼠放入水中的状态要一致。
(3) 注射药物时注意正确的注射部位。

**【思考题】**

(1) 根据实验结果,说明氯丙嗪的镇静作用机制。

(2) 结合理论知识,分析氯丙嗪中枢作用与受体的关系。

# 实验十三　药物的抗惊厥作用

## 一、地西泮的抗惊厥作用

**【实验目的】**

观察地西泮对士的宁中毒动物的解救作用。

**【实验原理】**

士的宁是从番木鳖(马钱子)种子中提取的一种生物碱,对中枢神经系统各部位均有兴奋作用,由于阻断抑制而使神经系统的兴奋性水平提高。士的宁为一种强效致惊药,安全范围小。士的宁阻断抑制性氨基酸——甘氨酸对脊髓运动神经元和中间神经元的抑制效应,产生交互抑制减弱,反射亢进和强直性惊厥。由于毒性太大,易致惊厥,现临床已少用。偶用于治疗弱视、偏瘫和瘫痪,以及对抗毒素的毒性作用。

**【实验对象】**

小鼠或家兔,小鼠体重为 18～22 g,家兔体重为 1.5～3 kg。

**【器材与试剂】**

器材:1 mL 与 0.5 mL 注射器,小儿头皮针,大烧杯或玻璃钟罩,天平,鼠笼。

试剂:0.1%或 0.2%士的宁溶液,0.25%或 0.5%地西泮溶液,生理盐水,苦味酸溶液。

**【方法与步骤】**

方法 1　取小鼠 2 只,各于腹腔注射 0.1%士的宁溶液 0.01～0.015 mL/10 g 体重(或1～1.5 mL/kg)。其中一只接着腹腔注射0.25%地西泮溶液0.1～0.15 mL/10 g(或25～37.5 mg/kg)。另一只腹腔注射生理盐水,观察两鼠的反应情况。

*方法2* 取家兔2只,先在耳缘静脉插入头皮针,然后各兔腹腔注射0.2%士的宁溶液0.5 mL/kg(或1 mL/kg),待出现强直性惊厥后,一只耳缘静脉注射0.5%地西泮溶液0.5 mL/kg(或25 mg/kg)。另一只则由耳缘静脉注射生理盐水0.5 mL/kg,记录两兔最后表现情况。

**【实验结果】**

将实验结果填入表3.8中。

**表3.8 地西泮的抗惊厥作用**

| 动物号(鼠、兔) | 体重(g或kg) | 药物 | 剂量(mL) | 反应情况 |
|---|---|---|---|---|
| 1 | | 士的宁<br>生理盐水 | | |
| 2 | | 士的宁<br>地西泮 | | |

**【注意事项】**

(1) 本实验亦可仅用1只家兔,不用生理盐水对照,以节约动物。

(2) 腹腔注射部位不宜太高,进针不宜过深,以免进入胸腔。

(3) 士的宁的给药,家兔可按0.4 mg/kg由耳缘静脉注射。不过士的宁致惊厥作用快,要事先准备好地西泮抢救。

**【思考题】**

(1) 地西泮为什么能解救士的宁所致的惊厥?

(2) 中药马钱子中含有士的宁,在临床上马钱子应用于哪些疾病?有哪些要求?

## 二、苯妥英钠的抗惊厥作用

**【实验目的】**

观察抗癫痫大发作药物苯妥英钠的作用和苯巴比妥钠对动物电惊厥的保护作用。

**【实验原理】**

苯妥英钠对大脑皮层运动区有高度选择性抑制作用,可抑制异常高频放电的发生和异常放电的扩散。对神经元和心肌细胞等有膜稳定作用,降低其兴奋性。电生理和放射性配基-受体结合实验证实,苯妥英钠阻滞神经细胞膜上 $Na^+$ 通道,减少 $Na^+$ 内流达到稳膜效应而抗惊厥。

【实验对象】

小鼠,体重为 18～22 g。

**【器材与试剂】**

器材:BL-420 生物信号采集处理系统,1 mL 注射器,电子秤,鼠笼。

试剂:0.5%苯妥英钠溶液,0.5%苯巴比妥钠溶液,生理盐水。

**【方法与步骤】**

将 BL-420 生物信号采集处理系统调至刺激输出,调节频率置于"8 Hz",电压调节旋钮移至 80 V 左右。然后将输出导线电极一端夹在小鼠两耳尖部,另一端夹在其下颌皮肤上,接通电源,按下"启动"按钮,选能引起强直性惊厥呈前肢屈曲,后肢伸直状态的小鼠,立即取消电刺激,记录惊厥用电参数。如未能产生强直性惊厥,可逐渐提高电压至 100 V,并将频率由 8 Hz 转成 4 Hz,若仍无典型反应,则应弃去不用。

用上法选取小鼠 3 只,分别于腹腔注射 0.5%苯妥英钠溶液 0.1～0.15 mL/10 g(或 50～75 mg/kg)、0.5%苯巴比妥钠 0.1～0.15 mL/10 g(或 50～75 mg/kg)及等容量生理盐水,30 min 后观察各鼠的活动情况,再以各鼠原电参数刺激,观察是否发生药前反应。

**【实验结果】**

将实验结果填入表 3.9 中。

**表 3.9　苯妥英钠的抗惊厥作用**

| 鼠号 | 体重(g) | 药物 | 剂量 | 通电参数 | | 通电反应时间 | |
|---|---|---|---|---|---|---|---|
| | | | | 频率(Hz) | 电压(V) | 药前 | 药后 |
| 1 | | | | | | | |
| 2 | | | | | | | |
| 3 | | | | | | | |

**【注意事项】**

(1) 刺激所用电压可因动物个体差异有所不同，故应从小到大，选择适当强度。

(2) 切勿将后板上的开关拨向“恒温”。

**【思考题】**

(1) 苯妥英钠和苯巴比妥钠的抗惊厥、抗癫痫作用机制有什么不同？

(2) 苯妥英钠除中枢作用外，还有哪些作用？

## 三、乙琥胺的抗惊厥作用

**【实验目的】**

观察乙琥胺对戊四氮致惊厥的保护作用。

**【实验原理】**

戊四氮是一种中枢神经兴奋药，能够促使兴奋性突触的去极化过程增强，诱导癫痫模型。具有重复性好、易操作、指标客观等特点。

癫痫是基于神经元的损伤，而导致神经功能紊乱而产生的临床常见病，传统的治疗效果良好。神经生长因子(NGF)是神经系统最重要的生物活性因子之一，能诱导神经纤维定向生长，控制神经元存活数量，刺激胞体和树突的发育，促进神经元的分化、发育和轴突的生长，对交感神经元和副交感神经元的损伤均有保护作用。

乙琥胺与阻滞丘脑神经元 T 型 $Ca^{2+}$ 通道有关，乙琥胺可通过增强中枢抑制性递质(GABA)作用直接或间接地增加脑内氯化物电导，从而增加细胞抑制，而抗癫痫，对癫痫小发作有较好的对抗作用。

**【实验对象】**

小鼠，体重为 18～22 g。

**【器材与试剂】**

器材：1 mL 注射器，电子秤，大烧杯或玻璃钟罩。

试剂：1.5%乙琥胺混悬液，0.6%戊四氮溶液，生理盐水，苦味酸溶液。

**【方法与步骤】**

取小鼠2只,标记,称重,分别由腹腔注射生理盐水0.2 mL/10 g、1.5%乙琥胺混悬液0.2 mL/10 g(或300 mg/kg),30 min后,再给小鼠皮下注射0.6%戊四氮溶液0.2 mL/10 g(或300 mg/kg),观察两鼠的表现有何不同。

**【实验结果】**

将实验结果填入表3.10中。

**表3.10　乙琥胺抗的惊厥作用**

| 鼠别 | 体重(g) | 剂量(mL) | 给戊四氮后反应 | | | |
|---|---|---|---|---|---|---|
| | | | 跌倒 | 阵挛 | 强直 | 死亡 |
| 生理盐水 | | | | | | |
| 乙琥胺 | | | | | | |

**【注意事项】**

(1) 注意注射戊四氮后动物的反应与前面实验动物的反应有何区别。

(2) 实验中致癫痫药物戊四氮亦可用0.04%回苏林0.2 mL/10 g(或8 mg/kg)代替。

**【思考题】**

(1) 乙琥胺与苯妥英钠的作用有何不同?

(2) 乙琥胺的作用机制与地西泮和苯巴比妥钠有何不同?

## 实验十四　氯丙嗪对大鼠激怒反应的影响

**【实验目的】**

观察氯丙嗪的安定作用。

**【实验原理】**

氯丙嗪为抗精神病药物,能阻断中脑-大脑皮层和中脑一边缘系统通路中突触

后的 $DA_2$ 受体，进而抑制中枢神经系统的思维和精神活动。使精神病人对周围事物不感兴趣，感情冷漠，活动减少，嗜睡，产生安定效果，使狂躁、幻觉谵妄等症状渐渐消失，达到治疗的目的。该药在临床应用相当广泛，还可以镇吐，调节体温，加强中枢抑制药的作用等。

**【实验对象】**

大鼠，雄性，体重为 200～300 g，异笼单独喂养。

**【器材与试剂】**

器材：止血钳，注射器，电子秤，鼠笼。
试剂：0.1%盐酸氯丙嗪溶液，生理盐水，苦味酸溶液。

**【方法与步骤】**

取雄性大鼠 4 只，称重，标记，随机分为两组。用止血钳夹大鼠尾部（距尾尖1/3处）（或同时夹大鼠尾巴），使大鼠出现激怒反应（两鼠竖立对峙、互相撕咬）为止。然后一组大鼠腹腔注射 0.1%盐酸氯丙嗪 1 mL/100 g（10 mg/kg），另一组大鼠注入相同容量的生理盐水，给药 20 min 后分别以给药前同样方法刺激，观察两组大鼠给药前后反应的差异。

**【实验结果】**

将实验结果填入表 3.11 中。

**表 3.11 氯丙嗪对大鼠激怒反应的影响**

| 组别 | 鼠号 | 体重(g) | 药物 | 剂量 | 激怒反应 | |
|---|---|---|---|---|---|---|
| | | | | | 给药前 | 给药后 |
| 1 | 1 | | 0.1%盐酸氯丙嗪 | | | |
| | 2 | | | | | |
| 2 | 1 | | 生理盐水 | | | |
| | 2 | | | | | |

**【注意事项】**

（1）每组大鼠体重不要相差太大，否则激怒反应表现不明显。

（2）本实验大鼠最好采用异笼单独喂养，体重为 250～300 g 的雄性大鼠，效果更佳。

【思考题】

(1) 根据实验结果,说明氯丙嗪安定作用的机制与临床应用。
(2) 从药物作用机制比较氯丙嗪与地西泮的安定作用有什么不同?

# 实验十五　氯丙嗪对小鼠耐缺氧的影响

【实验目的】

观察氯丙嗪对动物基础代谢的影响。

【实验原理】

氯丙嗪为抗精神病药,能阻断中脑-大脑皮层和中脑一边缘系统通路中突触后的 $DA_2$ 受体,进而抑制中枢神经系统的思维和精神活动。该药在临床应用相当广泛,可以镇吐,调节体温,加强中枢抑制药的作用等,尤其是可降低患者的体温、基础代谢及组织耗氧量,增强患者对缺氧的耐受力,这种作用下的状态称为“人工冬眠”。可用于心、脑等耗时较长,损伤较大的手术中或感染性休克、高热惊厥等病症的辅助治疗。

异丙肾上腺素为β-受体激动药,能够增加心肌收缩力,提高心率,加速传导,增加心输出量,增加心肌耗氧量。

【实验对象】

小鼠,体重为 18～22 g。

【器材与试剂】

器材:250 mL 磨口瓶(容积需校正),秒表,1 mL 注射器、天平。

试剂:0.1%盐酸氯丙嗪溶液,0.1%硫酸异丙肾上腺素溶液,生理盐水,苦味酸溶液,凡士林。

【方法与步骤】

取小鼠 3 只,标记,分别于腹腔注射 0.1%盐酸氯丙嗪 0.15 mL/10 g(或 15 mg/kg)、0.1%硫酸异丙肾上腺素 0.15 mL/10 g(或 15 mg/kg)、生理盐水

0.15 mL/10 g。15 min 后分别将其放入磨口瓶中，并用凡士林涂抹瓶塞周围，盖入密封，立即用秒表记录时间，记录各鼠停止呼吸的时间。

**【实验结果】**

将实验结果填入表 3.12 中。

**表 3.12　氯丙嗪对小鼠的耐缺氧的影响**

| 鼠号 | 药物 | 存活时间（min） | 全班实验存活时间均值（min） | 存活时间延长百分率 |
|---|---|---|---|---|
| 1 | 氯丙嗪 | | | |
| 2 | 异丙肾上腺素 | | | |
| 3 | 生理盐水 | | | |

注：存活时间延长百分率＝(给药组平均存活时间均值－对照组平均存活时间)/对照组平均存活时间×100%。

**【注意事项】**

(1) 磨口瓶用广口的，且容积必须相同，加盖密封使不漏气，瓶底可放钠石灰(15 g)吸收二氧化碳与水气。

(2) 动物性别与体重应一致，以减少动物的差异性。

**【思考题】**

(1) 氯丙嗪对动物提高缺氧的耐受力与基础代谢有何作用?

(2) 氯丙嗪能降低基础代谢率，在临床上有何意义？可用于什么疾病?

# 实验十六　药物的镇痛作用

## 一、用热板法比较哌替啶、阿司匹林的镇痛作用

**【实验目的】**

掌握用热板法测试镇痛药物、比较镇痛效价的方法。

【实验原理】

一定的温度会对机体产生疼痛反应。恒温水浴锅调节为55±0.5℃,将大烧杯放入水浴中固定,把小鼠投入烧杯,观察小鼠痛觉反应时间(以舔后足为指标)。

【实验对象】

小鼠,雌性,体重为18～22 g。

【器材与试剂】

器材:恒温水浴锅,大烧杯,温度计,1 mL 注射器,鼠笼,秒表,纱布条。
试剂:0.2%盐酸哌替啶溶液,4%阿司匹林混悬液,生理盐水,苦味酸溶液。

【方法与步骤】

小鼠的选择:将恒温水浴锅调节至(55±0.5)℃,放入大烧杯固定,30 min 后将雌性小鼠投入烧杯,用秒表测定其痛觉反应时间(以舔足为指标),共测 2 次,间隔 5 min,取其平均值不超过 30 s 的鼠在正式实验中使用。

正式实验:取合格小鼠 4 只,称重,编号。1 号鼠腹腔注射 0.2%盐酸哌替啶溶液 0.15 mL/10 g(或 30 mg/kg),2 号鼠腹腔注射 4%阿司匹林混悬液 0.15 mL/10 g(或 600 mg/kg),3 号鼠腹腔注射金铃子散液 0.15 mL/10 g(或 80 g/kg)。在给药后15 min、30 min、45 min、60 min、90 min 各测小鼠痛觉反应一次。在测试中,如 60 s 内无痛觉反应,应立即取出,并以 60 s 计算。

【实验结果】

将实验结果填入表 3.13 中。

**表 3.13　比较哌替啶、阿司匹林的镇痛作用**

| 鼠号 | 体重(g) | 药物与剂量 | 痛觉反应时间(min) | | | | | |
|---|---|---|---|---|---|---|---|---|
| | | | 用药前(均值) | 给药后(min) | | | | |
| | | | | 15 | 30 | 45 | 60 | 90 |
| 1 | | | | | | | | |
| 2 | | | | | | | | |
| 3 | | | | | | | | |

**【注意事项】**

(1) 因动物个体差异大，故用药前必须挑选，痛觉反应时间在 30 s 内者才能适应。

(2) 小鼠以雌性为好，因雄性小鼠遇热时，睾丸易下垂，阴囊触及热板而致反应敏感。

(3) 小鼠痛觉反应时间超过 60 s 者应立即取出，以免烫伤足部，影响以后的测试结果。

(4) 室温以 15 ℃左右为宜，过低动物反应迟钝，过高则敏感。

(5) 痛阈提高百分率计算可按下列公式进行。同时可用时间作横坐标，痛阈提高率为纵坐标，制成各药镇痛的时效曲线（以全班实验结果统计）。

$$\text{痛阈提高百分率} = \frac{(\text{药后痛觉反应时间均值} - \text{药前痛觉反应时间均值})}{\text{药前痛觉反应时间均值}} \times 100\%$$

（如用药后平均反应时间减去用药前平均反应时间得到负数，则以零计算。）

**【思考题】**

(1) 哌替啶与阿司匹林的镇痛作用轻度有什么不同，为什么？

(2) 哌替啶与阿司匹林在临床上如何应用，为什么？

## 二、用扭体法比较哌替啶、罗通定的镇痛作用

**【实验目的】**

观察哌替啶与罗通定对化学物质刺激致痛的影响。

**【实验原理】**

某些化学物质（如酒石酸锑钾溶液、缓激肽等）注入小鼠腹腔内，可刺激腹膜引起大面积且持久的疼痛，致使小鼠产生扭体反应，表现为腹部收缩、躯体扭曲、后肢伸展等。若给药组与对照组小鼠相比，扭体的发生率减少 50% 以上者，则认为该药有镇痛作用。

**【实验对象】**

小鼠，体重为 18～22 g。

## 【器材与试剂】

器材:1 mL 注射器,电子秤,秒表,大烧杯或小型塑料桶,鼠笼。

试剂:0.2%盐酸哌替啶溶液,0.2%罗通定溶液,0.05%酒石酸锑钾溶液,生理盐水。

## 【方法与步骤】

取小鼠 9 只,随机分成三组(每组 3 只),称重,并标号,各组分别由腹腔注射 0.2%盐酸哌替啶溶液(20 mg/kg)、0.2%罗通定溶液(20 mg/kg)、生理盐水(0.1 mL/10 g)。30 min 后,各组小鼠再由腹腔注射 0.05%酒石酸锑钾溶液 0.2～0.25 mL/10 g(或 10～12.5 mg/kg)。观察自注射后 15 min 内,各组出现扭体反应(腹部收缩、躯体扭曲、后肢伸展及蠕行等)的鼠数和扭体次数。

## 【实验结果】

将实验结果填入表 3.14 中。

**表 3.14　比较哌替啶、罗通定的镇痛作用(扭体法)**

| 组别 | 鼠数 | 药量与剂量(mL) | 扭体反应鼠数(只) | 发生扭体反应百分率 |
|---|---|---|---|---|
| 1 | | | | |
| 2 | | | | |
| 3 | | | | |

## 【注意事项】

(1) 酒石酸锑钾宜用时新配,久置可使作用减弱。亦可用 0.6%冰醋酸代替。

(2) 结果以班统计,当给药组比对照组的扭体反应发生率减少 50%以上时,才能认为有镇痛效力。

## 【思考题】

(1) 吗啡类镇痛药与解热镇痛药的作用机制有何不同?

(2) 吗啡类镇痛药与解热镇痛药在临床管理上有什么不同?为什么?

# 实验十七　药物的解热作用

## 【实验目的】

（1）掌握大鼠发热模型的制备方法。
（2）观察氨基比林、柴胡注射液的解热作用。

## 【实验原理】

氨基比林是非甾体类解热镇痛抗炎药，其发挥解热作用主要是通过抑制花生四烯酸代谢过程中的环氧合酶(COX)，使前列腺素合成减少，使下丘脑体温调节中枢的体温调定点恢复正常，从而使发热者体温下降，但对正常体温无影响。柴胡注射液对大鼠发热有明显的解热作用。

## 【实验对象】

大鼠，体重为180～220 g。

## 【器材与试剂】

器材：1 mL注射器，肛温表，灌胃针头。
试剂：氨基比林注射液，柴胡注射液，生理盐水，甘油，苦味酸溶液。

## 【方法与步骤】

（1）选用体重为180～220 g的大鼠，用肛温表先测正常肛温（一般为36.6～38.3 ℃）两次。

（2）选用体温合格者大鼠4只，称重，标记，并分为正常组、模型组、复方氨基比林注射液组、柴胡注射液组。

（3）除正常组大鼠外，其他各组大鼠皮下注射0.3%的2,4-二硝基苯酚20～30 mg/kg，待体温升高后（约升高1 ℃），分别按剂量给药，氨基比林注射液组腹腔注射1 mL/100 g，柴胡注射液组肌注1 mL/100 g，其他组给等容量的生理盐水。

（4）分别于给药后0.5 h，1 h，1.5 h，2 h，3 h和4 h测定各组大鼠的体温，记录体温变化，以观察药物对体温的影响。

**【实验结果】**

将实验结果填入表3.15中。

**表3.15 药物的解热作用**

| 组别 | 动物数 | 大鼠体温(℃) | | | | | | | |
|---|---|---|---|---|---|---|---|---|---|
| | | 正常 | 致热后 | 0.5 h | 1 h | 1.5 h | 2 h | 3 h | 4 h |
| 1 | | | | | | | | | |
| 2 | | | | | | | | | |
| 3 | | | | | | | | | |

**【注意事项】**

(1) 实验室温度明显影响发热反应的速度和程度,故实验室温度应保持恒定在20～25℃。

(2) 致热剂的配置:精密称取2,4-二硝基苯酚150 mg,置于40 mL生理盐水中,滴加5 mol/L的氢氧化钠溶液,不断搅拌,待药液澄明变亮黄色,再加入生理盐水至50 mL。

(3) 传统的体温计由于是水银体温计,其中的汞为有毒元素,目前正在逐渐被电子体温计所替代。电子体温计有测温速度快、数字化、不易破碎、自动储存记录等优点。

**【思考题】**

(1) 氨基比林的解热作用机理是什么?对正常体温有无影响?

(2) 氨基比林、柴胡注射液这两种药物的解热作用有何不同?

# 实验十八 药物对小鼠自主活动的影响

**【实验目的】**

(1) 观察氯丙嗪和咖啡因对小鼠自发活动的影响,以分析药物作用表现为兴奋作用还是抑制作用。

(2) 学习小鼠自主活动仪的使用方法。

**【实验原理】**

自发活动是正常动物的生理特征。自发活动的多少往往能反映中枢的兴奋或抑制作用状态。氯丙嗪是吩噻嗪类的抗精神病药物,为中枢多巴胺受体的拮抗药。其主要药理作用有:① 抗精神病作用;② 镇吐作用;③ 降温作用;④ 增强催眠、麻醉、镇静药的作用;⑤ 对心血管系统的作用;⑥ 对内分泌系统有一定影响。

咖啡因是一种黄嘌呤生物碱化合物,是一种中枢神经兴奋剂,能够暂时驱走睡意并恢复精力,临床上用于治疗神经衰弱和昏迷复苏。有咖啡因成分的咖啡、茶、软饮料及能量饮料十分畅销,因此,咖啡因也是世界上使用最普遍的精神药品。

氯丙嗪可明显减少小鼠的自发活动,咖啡因可明显增加小鼠的自发活动。小鼠自发活动增减的程度与药物的作用强度成正比。

**【实验对象】**

小鼠,体重为18～22 g。

**【器材与试剂】**

器材:小鼠自主活动仪,1 mL 注射器,电子秤,计时器。
试剂:氯丙嗪,咖啡因,生理盐水。

**【方法与步骤】**

取小鼠 4 只,称体重,标记,分组,放入小鼠自主活动仪 10 min,其中适应 5 min,观察每只小鼠活动 5 min,剔除差别大的。然后分成三组分别给予氯丙嗪、咖啡因和生理盐水,给药后 20 min,依然适应 10 min,观察活动 10 min,统计全班实验结果。

**【实验结果】**

将实验结果填入表 3.16 中。

**表 3.16　药物对小鼠自主活动的影响**

| 组别 | 鼠号 | 剂量(mg/kg) | 体重(g) | 给药前活动情况 | 给药后活动情况 |
|---|---|---|---|---|---|
| 氯丙嗪组 | | | | | |
| 咖啡因组 | | | | | |
| 生理盐水组 | | | | | |

**【注意事项】**

(1) 小鼠自主活动仪需要提前预热。

(2) 氯丙嗪和咖啡因的剂量计算一定要准确,保证药效最明显,动物不死亡。

**【思考题】**

(1) 使用氯丙嗪和咖啡因后,动物活动有什么不同的表现,为什么?

(2) 氯丙嗪和咖啡因除对中枢作用外,还有哪些作用?

# 第四章　验证性实验(中)

本章实验内容包括血液系统实验(实验十九至实验二十三)、循环系统实验(实验二十四至实验三十)、呼吸系统实验(实验三十一至实验三十八)、消化系统实验(实验三十九至实验四十二)、泌尿系统实验(实验四十三和实验四十四)、内分泌系统实验(实验四十五至实验四十八)。

## 实验十九　ABO血型鉴定实验

**【实验目的】**

掌握ABO血型系统的分型依据及血型鉴定方法。

**【实验原理】**

血型是根据红细胞膜上特异性抗原(凝集原)的类型来分型的。ABO血型鉴定,是将受试者的红细胞分别加入抗B凝集素(即抗B抗体)和抗A凝集素(即抗A抗体)中,观察有无红细胞凝集现象发生,从而判断受试者红细胞膜上所含凝集原的类型,以此鉴定血型(图4.1)。

**【器材与试剂】**

器材:一次性采血针,玻璃片,双凹载玻片,普通载玻片,手术镊,显微镜,干棉球,酒精棉球。

试剂:抗A、抗B标准血清。

**【方法与步骤】**

(1) 取一载玻片,两端分别标记A型(抗B)、B型(抗A)。

(2) 分别将抗A、抗B标准血清各一滴滴在标记好的双凹载玻片上。

(3) 用75%酒精棉球消毒左手无名指或耳垂，采血针刺破皮肤，将血液滴在普通载玻片上，取适量血液分别与抗A血清和抗B血清混匀。可用牙签轻轻搅拌一下。

(4) 静置数分钟后，观察有无红细胞凝集现象。肉眼看不清时，可在显微镜下观察。

**【观察指标】**

观察比较载玻片上血液有无颗粒状的红细胞凝集现象发生，据结果判断血型。如图4.1所示。

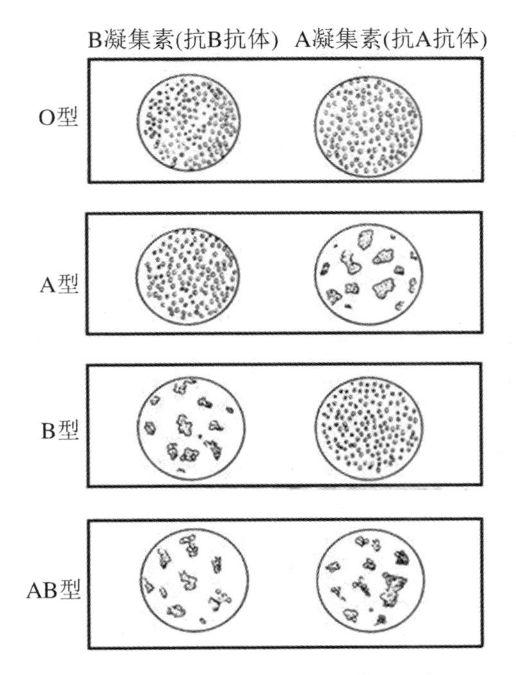


**图4.1　ABO血型检查结果判断示意图**

**【实验结果】**

仔细记录实验现象和结果，并进行分析。

**【注意事项】**

注意不可使两种血清互相接触。

**【思考题】**

(1) 根据自己的血型,推算出父母可能血型,并说明你能接受和输血给何种血型的人,为什么?

(2) 如何区别血液的凝集与凝固,其机理是否一样?

# 实验二十　家兔血液流变学的检测

**【实验目的】**

(1) 学习家兔的取血方法。

(2) 学习家兔血液流变学的检测方法。

**【实验原理】**

血液流变学对人体影响是通过血黏度、血管和心脏三者共同影响的。血液流变学有很多的检验项目,包括:血液各项黏度、血沉、红细胞聚集指数、红细胞变形指数、红细胞压积、屈服应力、血脂、纤维蛋白原等等。更深入地了解血液流变的变化对临床心血管疾病的诊断有重要意义。因此下面就最常见的高、中、低三种全血黏度、血浆黏度、血沉、压积、血脂、纤维蛋白原作一个检测分析。

**【实验对象】**

家兔,体重为1.5~3.0 kg。

**【器材与试剂】**

器材:兔手术台,哺乳类动物常用手术器械,血液黏度计。

试剂:25%氨基甲酸乙酯,肝素钠。

**【方法与步骤】**

(1) 取肝素钠一支(2 mL 12500 U)与8 mL蒸馏水混匀,每支试管加入0.1 mL,制作抗凝管,干燥备用。

(2) 将黏度计调整水平,打开黏度计,两用仪电源预热15 min。

(3) 将动物麻醉后,背位固定于手术台上。

(4) 抽取静脉血 5 mL,将其中 1 mL 在 2 min 内注入血栓管(不得有气泡),上两用仪旋转 15 min 后取出,将血液倒出,测量血栓长度、湿重(是长度的 2.6 倍)、干重(基本等于长度)。

(5) 将剩余血液全部注入抗凝管充分抗凝,取其中 1 mL 用穿刺针加入血沉管静置 1 h,从左边,自上而下读出血沉值:再上离心机以 4000 r/min 离心 20 min,从右边,自下而上读出压积值。

(6) 从抗凝管取血 20 μL 稀释数血小板,再加 1 mL 抗凝血在黏附瓶中,上两用仪旋转 15 min 后取其中 20 μL 稀释数血小板,得到黏附前和黏附后血小板数。

(7) 开始测试,屏显示"全自动血液黏度测试仪"。

(8) 按"确认"键显示设定的全血和血浆的切变率,移动光标"←""→"键选择全血或血浆,并取全血或血浆 0.8 mL 加入切血槽,按"确认"键后自动测试,全血由高切到低切。

(9) 测试完毕后按"打印"键,自动打印出设定切变率下的黏度值(如联机操作数值直接传送到计算机)。

**【实验结果】**

仔细记录实验现象和结果,并进行分析。

**【注意事项】**

(1) 应严格遵守操作规则,以免出现错误和故障。
(2) 测试完后一定及时冲洗,以免机器内管路堵塞。

**【思考题】**

(1) 在检测血液流变学实验取血时要注意什么?为什么?
(2) 血液流变学的检测对临床哪些疾病的诊断有意义?

# 实验二十一 药物对凝血时间的影响

**【实验目的】**

学习测定小鼠血凝时间的简易方法,观察不同药物对血凝时间的影响。

## 【实验原理】

血液凝固可分为内源性凝血途径和外源性凝血途径。内源性凝血途径指参与凝血的因子全部来自血液系统，通常因血液与带负电荷的异物表面（如胶原纤维）接触而启动。而外源性凝血途径由组织因子（TF）启动凝血过程。本实验通过小鼠注射止血敏（酚磺乙胺）溶液、肝素溶液、丹参注射液等，可观察到不同药物对血凝时间的影响。

## 【实验对象】

小鼠，体重为 18～22 g。

## 【器材与试剂】

器材：1 mL 注射器、长度约 5 cm 的玻璃毛细管、载玻片、针头、秒表、棉球。

试剂：2.5%的止血敏溶液、50 U/mL 肝素溶液、丹参注射液（1 g/mL）、生理盐水、苦味酸溶液。

## 【方法与步骤】

### 1. 毛细管法

取 20 g 左右的健康小鼠 4 只，用苦味酸标记。1 号鼠腹腔注射 2.5%止血敏溶液 0.2 mL/10 g，2 号鼠腹腔注射 50 U/mL 肝素溶液 0.2 mL/10 g，3 号鼠腹腔注射丹参注射液 0.2 mL/10 g，4 号鼠腹腔注射生理盐水 0.2 mL/10 g。30 min 后，以毛细管作眼眶内眦穿刺，取达 5 cm 的血柱。立即启动秒表，每隔 30 s 折断毛细管一小截，检查有无出现血凝丝，计算从毛细管采血到出现血凝丝的时间，即为血凝时间。

汇聚全班实验结果，计算各组小鼠的平均血凝时间，并作均数之间差异显著性的检测，从而得出关于几个药物对血凝时间的影响的结论。

### 2. 玻片法

用玻璃毛细管从小鼠眼眶内眦穿刺后迅速取血，在清洁干燥的玻片的两端各滴一滴血，并启动秒表，每隔 15 s 用干燥针头拨动血液一次，到针头能挑起纤维蛋白丝出现的时间为凝血时间。另一滴血供复验用。记录血凝时间，同上法统计实验结果。

## 【实验结果】

将实验结果填入表 4.1 中。

表 4.1 不同药物对血液凝固时间的影响

| 组别 | 小鼠数 | 给药 | 血凝时间均值±标准差 | | P 值 | |
|---|---|---|---|---|---|---|
| | | | 毛细管法 | 玻片法 | 毛细管法 | 玻片法 |
| 1 | | | | | | |
| 2 | | | | | | |
| 3 | | | | | | |
| 4 | | | | | | |

**【注意事项】**

(1) 血凝时间可受温度影响,做本实验时室温最好在 15 ℃左右。
(2) 毛细管的内径最好为 1 mm,并均匀一致。

**【思考题】**

(1) 止血敏、丹参注射液和肝素对凝血时间有何影响?其作用机理如何?临床上有哪些用途?
(2) 通过凝血时间实验,谈谈你对中药活血化瘀作用的理解。

# 实验二十二 家兔失血性休克及抢救

**【实验目的】**

(1) 复制兔的失血性休克模型。
(2) 观察兔失血性休克时血流动力学和肠系膜微循环的变化。
(3) 探讨失血性休克的发病机制、病理生理过程以及相关治疗措施的作用机制。

**【实验原理】**

本实验采取颈动脉放血使循环血量减少,当快速失血量超过总血量的 30% 时,引起心输出量减少,动脉血压下降,同时反射性地引起交感神经兴奋,外周血管收缩,组织器官微循环的灌流量急剧减少,发生休克。

**【实验对象】**

健康成年家兔，体重为 2～3 kg。

**【器材与试剂】**

器材：兔实验台，生物信号采集处理系统，换能器，微循环观察装置，三通阀，动脉导管，静脉导管，输液装置，5 mL、20 mL、50 mL 注射器，手术器械一套。

试剂：25%乌拉坦，0.3%肝素生理盐水，生理盐水。

**【方法与步骤】**

(1) 取健康成年兔一只，称重后按耳缘静脉注射 25%乌拉坦，按 5 mL/kg 进行全身麻醉。将兔仰卧位固定于兔实验台上，剪去颈部、腹部被毛，并消毒处理。

(2) 在颈前正中纵向切开皮下 5～7 cm，钝性分离肌肉，纵向切开气管前筋膜，充分暴露气管后，穿线备用。在甲状软骨下 3、4 环状软骨之间做一横向切开，再向头端做一纵向切开，使之呈倒"T"形。气管插管斜面向下，从切口处向肺方向插入，用棉线结扎固定，并用线的残端扎于气管插管分叉处，以防脱落。连接呼吸换能器，采用生物信号采集处理系统记录呼吸曲线。

(3) 用左手拇指和食指抓住颈皮和颈肌肉，以中指顶起外翻，右手持止血钳顺血管神经走行方向分离出 3～4 cm 颈总静脉，穿 2 根丝线备用，近心端用动脉夹夹住，在靠近近心端结扎处剪一斜形切口，用左小手指指腹垫于血管下，右手将动脉插管(管内充满 3%肝素生理盐水)顺血管切口插入 1.5～2.0 cm，再用另一根线结扎固定插管，通过三通阀连接压力换能器，采用生物信号采集系统记录血压曲线。

(4) 颈外静脉插管、导管通过三通管同输液装置和压力换能器相连，用来测定中心静脉压和输液。输液器装置以 5～10 滴/min 的速度输入生理盐水，保持静脉通畅。

(5) 作中腹部正中皮肤切口(长约 4 cm)，沿腹白线打开腹腔。向微循环灌流盒内注入 38 ℃生理盐水。将一段回肠肠袢(游离度较大)轻轻拉出，放入微循环灌流盒内，显微镜下观察肠系膜微循环。

(6) 以 3 mL/kg 静脉注射 0.3%肝素生理盐水。

(7) 观察记录血压、呼吸、皮肤黏膜颜色、中心静脉压和肠系膜微循环(注意观察微血管的流速、口径及每个低倍镜视野下开放的毛细血管数目)。

(8) 打开连接颈动脉的三通阀开关，一次性快速放血 40～60 mL 到抗凝注射器内，边放血边观察血压的变化，待血压降到 40 mmHg 水平，并维持 15～30 min，停止放血，观察家兔出现休克症状。

(9) 实验性治疗:将放出的血液快速从颈静脉输入,输血后再补充生理盐水 15 mL/kg。经输血输液抢救后,观察家兔的变化,并记录家兔的症状和相关指标。

**【实验结果】**

将实验结果填入表 4.2 中。

**表 4.2 家兔失血性休克及抢救实验**

| 中心静脉压 | 心率 | 呼吸 | 血压 | 体温 | 尿量 | 肠微循环 | | | |
|---|---|---|---|---|---|---|---|---|---|
| | | | | | | 血管数 | 流态 | 流速 | 管径 |
| 放血前 | | | | | | | | | |
| 放血后 | | | | | | | | | |
| 输血输液后 | | | | | | | | | |

**【注意事项】**

(1) 注射麻醉药速度不可过快,以免引起死亡。麻醉深浅要适度。

(2) 手术过程中尽量减少出血。分离组织时,要钝性分离,并注意结扎小血管,以免静脉注射肝素后手术部位渗血。

(3) 牵拉肠袢要轻,以免引起出血和创伤性休克。

(4) 观察微循环时,如肠管蠕动过度,可滴入几滴 1%普鲁卡因。

**【思考题】**

(1) 家兔出现失血性休克时,出现哪些症状?血压有什么变化?微循环变化特点有哪些指标?

(2) 说出休克不同时期各指标变化的机制。

# 实验二十三 家兔实验性弥散性血管内凝血(DIC)

**【实验目的】**

(1) 复制急性 DIC 动物模型。

(2) 观察急性 DIC 各期血液凝固性的变化,并讨论发生这些变化的原因及其病理意义。

(3) 掌握 DIC 的病因及发病机制。

**【实验原理】**

通过静脉注射兔脑粉浸液,启动外源性凝血系统而导致 DIC 发生。

**【实验对象】**

健康成年家兔,体重为 2～2.5 kg。

**【器材与试剂】**

器材:兔手术台,电子秤,显微镜,离心机,分光光度计,水浴箱,手术器械,微量加样器,动脉插管,血小板计数板,注射器,试管,秒表,动脉夹。

试剂:1%普鲁卡因,3.8%枸橼酸钠,0.025 mol/L 氯化钙,血小板稀释液,KPTT 试剂,PT 试剂,1%鱼精蛋白溶液,4%兔脑粉浸液,0.7%肝素,生理盐水。

**【方法与步骤】**

**1. 称重和固定**

家兔称重,仰卧位固定于兔手术台上,颈前部手术视野剪毛备皮。

**2. 麻醉**

用 1%普鲁卡因 5～7 mL 作皮下局部麻醉,作颈前正中切口(切口位置应低于甲状软骨水平,切口长度 5～7 cm)。

**3. 钝性分离一侧颈总动脉,插入动脉插管用以采血**

将上述切口边缘的皮肤及其下方的肌肉组织向外侧拉开,在气管一侧找到纵行的颈总动脉鞘,可先将颈总动脉鞘分离出来,再从鞘内分离出颈总动脉,剔尽周围结缔组织,游离出长 3～4 cm 的颈总动脉,尽可能向远心端游离,在动脉下穿两个线,用其中一根结扎远心端,用动脉夹夹住其近心端,结扎处与动脉夹夹闭间的颈总动脉长度约 3 cm。用食指指腹或眼科镊柄垫在颈总动脉下方,用眼科剪在远心端结扎线的近心侧动脉壁上作一斜切口,切口约为管径的一半,然后将准备好的充满肝素溶液的动脉导管由切口向心脏方向插入动脉内。使动脉插管与动脉保持在同一直线上,然后将动脉导管作适当固定,做取血样用。

**4. 从颈动脉插管放血**

取血 4.5 mL 置于盛有 3.8%枸橼酸钠溶液 0.5 mL 的试管内,立即颠倒混均,离心 15 min 待检测。2 mL 置于不含抗凝剂的试管内,作为测定纤维蛋白原用。另每次取血时,采血 1～2 滴置于有血小板稀释液的试管中,充分混均待计数。

### 5. 复制 DIC 模型

取 4%兔脑粉浸液按 2 mL/kg 计算，将总量用生理盐水稀释至 30 mL，由耳缘静脉注射，在 15 min 内注射完。注入速度为：第一个 5 min 以 1 mL/min 注入，第二个 5 min 以 2 mL/min 注入，第三个 5 min 以 3 mL/min 注入。

### 6. 第二、三次取血

在注入 4%兔脑粉浸液后立即和间隔 30 min，各采血样一次，方法同步骤 4。

### 7. 进行各指标检测

血小板计数、白陶土部分凝血活酶时间(KPTT)的测定、凝血酶原时间(PT)的测定、鱼精蛋白副凝固试验(3P)的测定和纤维蛋白原含量的测定(饱和盐水法)。

(1) 血小板计数：将混均的血液-血小板稀释液用毛细滴管滴入血球计数板上，静置 15 min 后，用显微镜高倍计数。数 5 个中方格内的血小板数，乘以 1000，即为每立方毫米血小板数。

(2) 血浆白陶土部分凝血活酶时间(KPTT)测定：① 取待检血浆 0.2 mL，加入试管内，置于 37 ℃水浴中，然后加入 KPTT 试剂(2%白陶土生理盐水悬液与兔脑粉浸液等量混合)0.2 mL 混均，孵育 3 min；② 加入 0.025 mol/L 氯化钙 0.2 mL，10 s 后从水浴中取出，轻轻晃动直到液体流动停止或出现粗颗粒状，计时停止，重复 3 次取平均值；③ 正常值：兔约 30 s。

(3) 血浆凝血酶原时间(PT)测定：① 取待检血浆 0.1 mL，加入试管内，置于 37 ℃水浴中，然后加入 PT 试剂(200 mg 兔脑粉加入 5 mL 生理盐水，混均后放置 37 ℃水浴 1 h，然后离心 5 min，吸取上清液，加入等量的 0.25 mol/L 氯化钙溶液混均待用)0.2 mL 混均，开始计时；② 轻轻晃动直到液体流动停止或出现粗颗粒状，计时停止，重复 3 次取平均值；③ 正常值：兔约 6～8 s。

(4) 血浆鱼精蛋白副凝固试验(3P)：① 取血浆 0.9 mL 置于试管内；② 加入 1%硫酸鱼精蛋白液 0.1 mL，混均后在室温下放置 30 min，将试管晃动，有白色纤维或凝块为阳性。

(5) 血浆纤维蛋白原含量测定(饱和盐水法)：① 取血浆 0.5 mL 置于试管中，加入饱和氯化钠溶液 4.5 mL，混均后置 37 ℃水浴中孵育 3 min，取血后再次混均，用分光光度计比色，测定光密度；② 以生理盐水代替饱和氯化钠溶液，进行同样操作作为对照；③ 将对照管调零点，测出光密度后，按下面的公式计算纤维蛋白原定量：

$$\text{纤维蛋白原(mg/dL)} = \frac{\text{测定管光密度}}{0.5} \times 1000$$

(6) 实验完毕后，将动物处死。

【观察指标】

兔的一般状态、腹式呼吸、血小板计数、白陶土部分凝血活酶时间(KPTT)测定、凝血酶原时间(PT)测定、鱼精蛋白副凝固试验(3P)测定和纤维蛋白原含量测定(饱和盐水法)。

【注意事项】

(1) 静脉推注兔脑粉浸液的速度快慢是实验成败的关键,故在控制好速度的前提下,应密切注意动物的反应。

(2) 注射兔脑粉浸液前,要做好第二、三次采血的一切准备工作,准备好抗凝管、秒表。因为在注射兔脑粉浸液过程中,动物极易猝死,如到临时再准备,则往往因准备不及,动物已死亡,采不到血。

(3) 采集抗凝血需掌握好血液与抗凝剂的比例。

(4) 实验用的血浆如暂时不用,可置入冰箱(4 ℃)保存,时间不宜过长,一般不超过 4 小时。如室温较低(低于 20 ℃),血浆在测试前应在 37 ℃温箱温育 1 分钟左右。

(5) PT 试验中水浴温度需恒定在 36～38 ℃,温度过高或过低均可使 PT 延长。

【思考题】

(1) 静脉注入兔脑匀浆后为何能复制出家兔 DIC 模型?试述其发病机制。

(2) 根据实验中的血液学实验结果,讨论 DIC 产生的原因、机制及各项结果间的关系。

# 实验二十四　蛙心起搏点分析

【实验目的】

通过结扎阻断窦-房兴奋传导或房-室兴奋传导,观察蛙心起搏点和心脏不同部位自律细胞的自律性高低,以及温度对它们的影响。

【实验原理】

心脏的特殊传导系统具有自律性,不同部位的自律细胞自律性不同。哺乳类动物窦房结自律性最高,房室交界次之,心肌传导细胞最低。窦房结主导整个心脏的节律性兴奋和收缩,称为正常起搏点。两栖类动物心脏的正常起搏点是静脉窦,由于两栖类心脏对环境的要求低,故常选作实验动物。

**【实验对象】**

蟾蜍或蛙。

**【器材与试剂】**

器材:蛙类手术器械一套,蛙心夹,小试管,试管夹,酒精灯,水温温度计,滴管。

试剂:任氏液。

**【方法与步骤】**

(1) 取蛙一只,用探针破坏脑和骨髓,仰位固定在蛙板上。用粗剪刀剪开胸部皮肤并沿中线剪开胸骨,将胸骨向两侧牵拉,充分暴露心包和心脏。

(2) 用眼科剪剪开心包膜,暴露心脏,识别左、右心房、心室、动脉圆锥、主动脉干。

(3) 用玻璃分针将心脏向上翻转,在背面可见搏动的静脉窦、心房和心室。注意在静脉窦与心房交界处有一半月形白线,即窦房沟(图 4.2)。

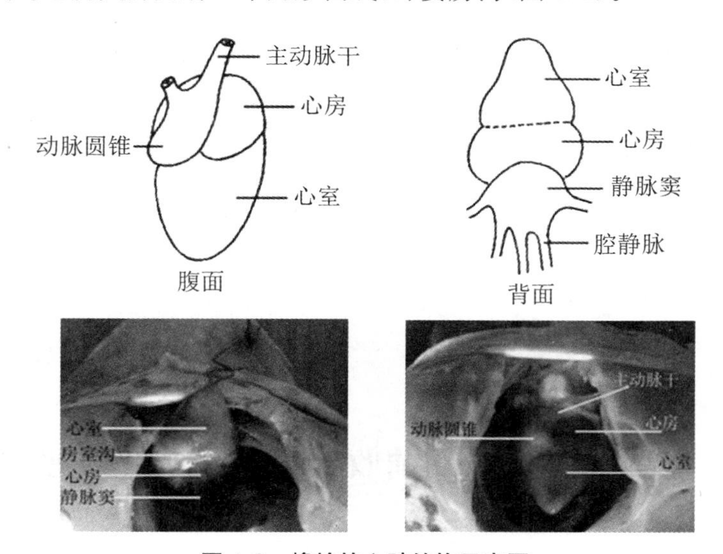


**图 4.2　蟾蜍的心脏结构示意图**

(4) 观察静脉窦和心房、心室的跳动,并计数其跳动次数。

(5) 用盛有 35～40 ℃热水的小试管分别依次接触心室、心房和静脉窦以提高其温度,同时分别观察记录心跳频率的变化。

(6) 在静脉窦和心房之间穿一丝线,在窦房沟部结扎以阻断窦-房传导,观察心房和心室跳动是否暂时停止? 待心房和心室恢复跳动后,静脉窦、心房和心室跳动频率有何变化?

(7) 在房室沟处穿一丝线,将房室沟结扎,以阻断房-室兴奋传导,观察心室是否暂时停止跳动,待心室恢复跳动后,分别记录静脉窦、心房、心室的跳动频率。由此得出结论,心脏的起搏点位于何处?

**【实验结果】**

仔细记录实验现象和结果,并进行分析。

**【注意事项】**

(1) 破坏中枢应彻底,防止上肢肌紧张,影响暴露视野。

(2) 剪开心包应仔细,勿伤及心脏和大血管。

(3) 实验中随时用任氏液润湿心脏表面。

(4) 局部加温时温度不宜过高,以防损伤心肌。

(5) 沿静脉窦边缘结扎时,扎线应尽量靠近心房端,以免损伤静脉窦或将部分静脉窦残留,影响实验结果。

(6) 结扎后如心房和心室停跳时间过长,可用玻璃分针给心房和心室以机械刺激,或对心房和心室加温,促进心房和心室恢复跳动。

**【思考题】**

(1) 根据蛙心静脉窦、心房、心室三者的不同收缩频率,可说明蛙心起搏点位于何处? 为什么?

(2) 为什么在刚结扎房室沟的时候,结扎下方的部分停止收缩,而后又会重新恢复跳动?

## 实验二十五　期前收缩与代偿间歇实验

**【实验目的】**

通过在心脏活动不同时期给予刺激,以验证心肌在兴奋过程中兴奋性的周期性变化特征。

**【实验原理】**

心肌每兴奋一次,其兴奋性就发生一次周期性的变化。心肌兴奋性的特点是有效不应期长,有效不应期相当于心肌整个收缩期和舒张早期,其意义是使心肌不会像骨骼肌那样产生完全强直收缩,始终保持着收缩和舒张交替的节律活动。如果在心房肌和心室肌有效不应期之后,下一次窦房结传来的兴奋到达之前,受到一次人工的刺激或异位节律点发放的冲动的作用,则心房肌和心室肌可产生一次期前兴奋,引起一次提前出现的收缩,称期前收缩或早搏。

期前兴奋也存在有效不应期。当紧接在期前收缩后的一次窦房结的兴奋传至心室时,如恰好落在期前兴奋的有效不应期内,则不能引起心房肌和心室肌的兴奋,要等窦房结兴奋再次传来时才发生兴奋和收缩。这样在一次期前收缩之后,常伴有一段较长的心室舒张期,称为代偿间歇。

**【实验对象】**

蟾蜍或蛙。

**【器材与试剂】**

器材:蛙类手术器械,蛙心夹,张力换能器,滴管,计算机生物信号采集处理系统。

试剂:任氏液。

**【方法与步骤】**

**1. 蛙心标本的制备**

(1) 取一只蟾蜍或蛙,用钢针破坏其脑和脊髓,仰卧位固定于蛙板上。从剑突下将胸部皮肤向上剪开,然后剪掉胸骨,打开心包,暴露心脏。

(2) 将有连线的蛙心夹在心室舒张期夹住心尖,蛙心夹的线头连至张力换能器上,此线应保持一定的紧张度。将刺激电极固定于铁支架,使其两极与心室接触。

**2. 连接实验仪器装置**

张力换能器输出线接计算机输入口,刺激电极与计算机刺激输出相连,打开计算机并启动生物信号采集处理系统,观察实验结果。

**【观察项目】**

(1) 描记正常的心搏曲线。

（2）用中等强度的单刺激分别在心室收缩期和舒张早期刺激心室，观察能否引起期前收缩。

（3）用同等强度的单刺激在心室舒张早期之后刺激心室，观察有无期前收缩出现。刺激如能引起期前收缩，观察其后是否出现代偿间歇。

**【实验结果】**

仔细记录实验现象和结果，并进行分析。

**【注意事项】**

每次刺激后，须等到心搏曲线恢复正常节律至少3次后才能给予下一次刺激。

**【思考题】**

（1）在心脏的收缩期和舒张早期分别给予心室一中等强度的阈上刺激能否引起期前收缩，为什么？

（2）何谓期前收缩和代偿间歇？在期前收缩之后，为什么会出现代偿间歇？

（3）心肌存在不应期的实验依据是什么？

# 实验二十六　蛙心灌流实验

**【实验目的】**

学习蛙心灌流方法，观察各种体液因素对心肌心率和搏出量的影响。

**【实验原理】**

离体心脏如能保持适宜环境，仍能维持一定时间的节律性跳动。蛙的心脏对环境的适应性强，在用任氏液提供与蛙细胞外液相似的内环境时，心脏可跳动较长时间，将心脏的跳动记录下来，可分析其自律性和收缩能力的变化。

**【实验对象】**

蟾蜍或蛙。

**【器材与试剂】**

器材：蛙类手术器械（见实验一），玻璃蛙心插管，蛙心夹，万能支架，吸管，小烧杯，张力换能器。

试剂：任氏液，1∶10000肾上腺素，1∶10000去甲肾上腺素，1∶10000乙酰胆碱。

**【方法与步骤】**

**1. 制备蛙心灌流标本**

(1) 取蟾蜍一只，用钢针破坏其脑和脊髓，仰位固定于蛙板上。打开胸腔，暴露心脏。

(2) 观察心脏的结构。心脏下方是心室(蛙只有一个心室)，上方是两个心房。心室右上角连着动脉干，动脉干根部膨大为动脉圆锥，也称动脉球。动脉向上分成两支。将心脏翻向头侧，心脏背面两心房下面，可以看到颜色较紫红的膨大部分，为静脉窦，相当于人的窦房结(参见实验二十四)。

(3) 在动脉干下穿两条线，一条在动脉干上打一虚结备用，另一条置于腔静脉处打一虚结备用。

(4) 在动脉干上选择一条较粗动脉分支，剪一"V"形切口，注意切勿剪断动脉。

(5) 将充满任氏液的蛙心插管从切口经动脉插至主动脉球后稍退出，再沿主动脉球后壁向心室中央方向插入，经主动脉瓣插入心室腔内。此时可见插管内液面随心脏跳动而上下移动。将预先打好的松结扎紧，并将扎线固定在插管壁上的玻璃小钩上防止滑脱。及时用吸管吸去插管内液体，更换新鲜任氏液，防止血凝块堵塞插管。

**2. 进行灌注操作**

(6) 小心提起插管和心脏，剪断与心脏相连的血管，注意勿伤及静脉窦。在静脉窦的远方可将腔静脉结扎。

将制备好的蛙心灌流标本固定在铁支架上。用连有丝线的蛙心夹夹住蛙心。将连线缚于下方张力换能器受力片上的小孔，连线应保持垂直，松紧适度。张力换能器应向下方倾斜，防止任氏液流进张力换能器。张力换能器插头插入1通道(图4.3)。

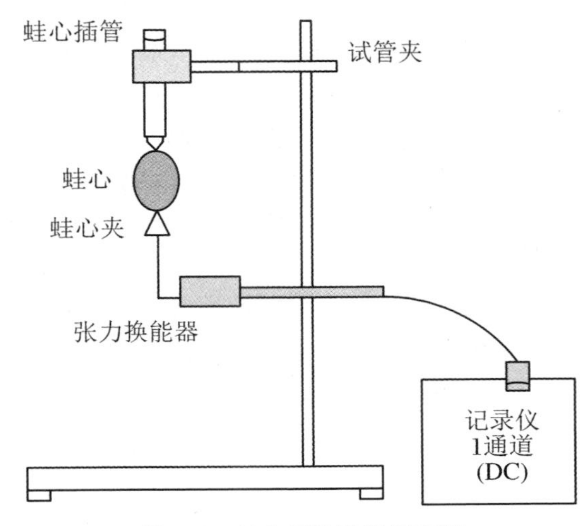


**图4.3　蛙心灌流装置示意图**

**3. 打开生物信号记录分析系统**

(1) 通道1选“张力”。

(2) 根据信号图形适当调整放大倍数、扫描速度。

注意:整个实验期间蛙心插管内任氏液平面须恒定。

## 【观察项目】

进入记录状态,在进行下述实验项目观察时,注意打好标记。

(1) 观察正常心率和搏出量。

(2) 吸出蛙心插管内的任氏液,加入1%KCl 1～2滴,观察心搏曲线变化。当心搏曲线发生变化时立即吸出,多次用新鲜任氏液冲洗。直至心搏恢复正常,以后每加一种药物照此操作。

(3) 加入1∶10000去甲肾上腺素1～2滴,观察正常心率和搏出量。

(4) 加入1∶10000乙酰胆碱1～2滴,观察正常心率和搏出量。

(5) 加入1∶10000肾上腺素1～2滴,观察正常心率和搏出量。

## 【实验结果】

仔细记录实验现象和结果,并进行分析。

## 【注意事项】

(1) 进行各项观察时,应保持管内液平面高度一致。

(2) 注意吸取药物的吸管和冲洗新鲜任氏液的吸管不得混用。

(3) 每次加药物时,先加1～2滴,用吸管混匀后如作用不明显再补加。

(4) 每次换药时都应在心搏曲线恢复后进行。

(5) 用任氏液冲洗应尽量迅速。

(6) 换能器头端应向下倾斜,以免液体进入换能器。

## 【思考题】

(1) 为什么蛙心插管的液面要保持一致?

(2) 试分析各种体液因素的作用原理。

# 实验二十七 家兔动脉血压的调节实验

## 【实验目的】

(1) 学习直接测定和记录家兔动脉血压的急性实验方法。

(2) 观察某些神经、体液因素对心血管活动的影响。

## 【实验原理】

在正常生理情况下,人和高等动物的动脉血压是相对稳定的。这种相对稳定是通过神经和体液因素的调节而实现的,其中以颈动脉窦-主动脉弓压力感受器反射尤为重要。此反射既可在血压升高时降压,又可在血压降低时升压,故有血压缓冲反射之称。家兔的减压神经在解剖上独成一支,易于分离和观察其作用,为实验提供了有利条件。

本实验将动脉插管插入颈总动脉内,经压力换能器将压力变化转换为电信号,间接地用生物信号采集处理系统记录。

## 【实验对象】

家兔,体重为1.5~3.0 kg。

## 【器材与试剂】

器材:手术台,哺乳类动物常用手术器械,压力换能器,双凹夹,动脉插管,动脉夹,玻璃分针,保护电极,纱布,棉球,棉线,计算机生物信号采集处理系统。

试剂:生理盐水,25%氨基甲酸乙酯,肝素(300 U/mL),肾上腺素(1∶10000),去甲肾上腺素(1∶10000)。

## 【方法与步骤】

### 1. 连接实验仪器装置

将压力换能器固定在铁支架上,压力换能器的位置应大致与动物心脏在同一水平面。将动脉插管经三通管与压力换能器正中的一个输入接口相连,压力换能器侧管上的输入接口与另一三通管连接。压力换能器的输入端连接计算机生物信号采集处理系统。用注射器通过三通管向压力换能器和动脉插管内注满肝素生理盐水，排空气泡，然后关闭三通管备用。

将刺激电极输入端与计算机生物信号采集处理系统的刺激输出口相连，将刺激电极输出端与保护电极相连。

**2. 手术过程**

(1) 术前准备如下：

① 麻醉：取家兔一只，称重，耳缘静脉缓慢注射 25%氨基甲酸乙酯(4 mL/kg 体重)进行麻醉。注射时速度要慢，并注意观察动物情况。当动物四肢松软，呼吸变深变慢，角膜反射迟钝时，表明动物已被麻醉，即可停止注射。

② 固定与剪毛：将动物背位固定于手术台上，用粗剪刀将颈部被毛剪去，即可进行手术。

(2) 颈部手术操作如下：

① 在紧靠喉头下缘，沿颈部正中线作一长约 5 cm 的皮肤切口，用止血钳分离皮下结缔组织，首先看到胸锁乳突肌。再向下分离，便露出胸骨甲状肌和紧贴于气管上的胸骨舌骨肌。

② 颈部神经血管分离：颈部的神经与颈总动脉被结缔组织膜包裹在一起，形成血管神经束，位于气管外侧，其腹面被胸骨舌骨肌和胸骨甲状肌所覆盖。用止血钳分离上述肌肉之间的结缔组织，然后用左手拇指和食指轻轻捏住分离的肌肉和皮肤，稍向外翻，即可将血管神经束翻于食指之上，可清楚地看到 3 条粗细不同的神经：迷走神经，最粗，呈白色，一般位于外侧，易于识别；交感神经，较细，但较减压神经稍粗，略呈灰色，一般位于内侧；减压神经，最细，呈白色，一般位于迷走和交感神经之间。识别准确后，用玻璃分针沿纵向小心分离其外的结缔组织膜，一般先分离减压神经，然后再分离迷走神经。神经由周围组织中分离出 2 cm 即可穿线备用。然后用弯头止血钳分离颈总动脉外的结缔组织膜，将动脉分离约 4 cm 长，即可穿线备用。

注意：在分离及穿线时，切勿伤及其下的神经；在颈动脉近甲状腺处有甲状腺前动脉，分离时应稍靠其下，以免损伤。用同样方法分离另一侧颈总动脉，穿线备用。如图 4.4 所示。

③ 插动脉插管：在分离出来的左侧颈总动脉的远心端处(尽可能靠头端)，用丝线将动脉结扎。在颈总动脉之近心端处(尽可能靠心端)，用动脉夹将动脉夹住。于两者之间另穿一线。在紧靠结扎处的稍后方用眼科剪在动脉上沿向心方向作一斜形切口。将准备好的动脉插管由切口插入动脉管内，用备用线将插管固定于动脉管内。

注意：不可只剪开外膜，也切勿将整个动脉剪断，切口大小约为管径的一半；

插管应与血管方向一致,且将插管放置稳妥,以防扭转或套管尖端刺破动脉管壁。

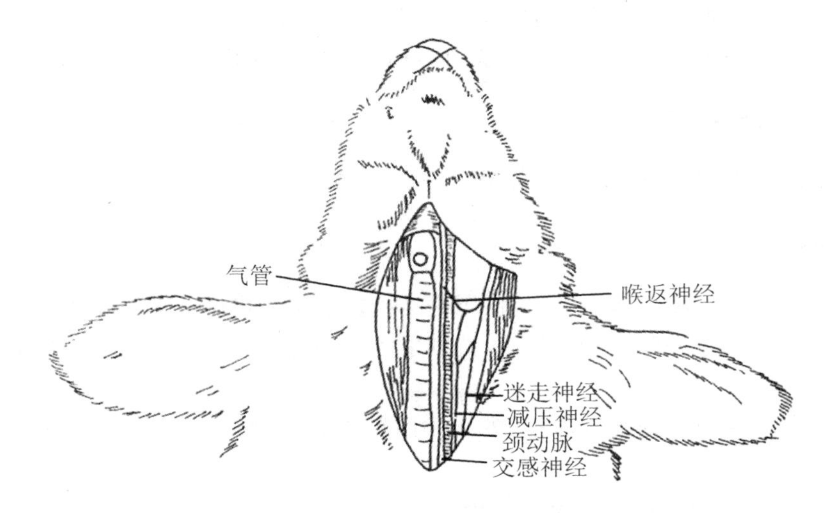


**图 4.4　家兔颈总动脉和迷走、交感、减压神经示意图**

### 3. 实验观察

在实验装置准备妥当、手术完毕以后,慢慢放松动脉夹,即可见有少量血液自颈总动脉冲向动脉插管,随后可按以下实验项目进行观察。

**【观察指标】**

(1) 记录正常血压曲线,描记一段正常血压曲线。识别一级波(心波)与二级波(呼吸波)。波形如图 4.5 所示。

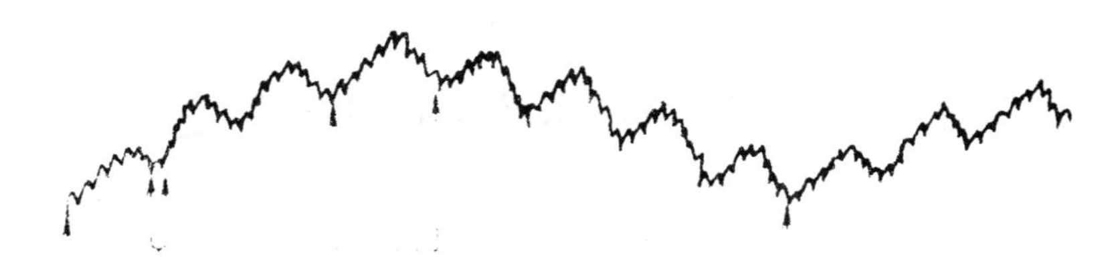

**图 4.5　正常血压波动曲线示意图**

(2) 提起右侧颈总动脉的备用线,夹闭 15 s,观察记录血压变化。

(3) 刺激减压神经:用中等强度的电刺激通过保护电极刺激右侧减压神经,观察记录血压变化。然后进行双结扎后切断。以同样强度的电流依次刺激减压神经的中枢端和外周端,观察记录血压变化。

(4) 用同样强度的电流刺激右侧迷走神经，观察记录血压变化。在双结扎后切断，分别刺激其外周端与中枢端，观察记录血压变化。

(5) 耳缘静脉注入肾上腺素 0.3 mL，观察记录血压变化。

(6) 耳缘静脉注入去甲肾上腺素 0.3 mL，观察记录血压变化。

**【实验结果】**

仔细记录实验现象和结果，并进行分析。

**【注意事项】**

(1) 进行完一项实验后，须待血压基本恢复正常后再进行下一项实验。

(2) 随时注意动脉套管的位置，特别是动物挣扎时，避免扭转而阻塞血流或戳穿血管。

(3) 随时注意动物麻醉深度，如实验时间过长，动物经常挣扎，可补注少量麻醉药。

(4) 注意保温：深度麻醉可使外周血管扩张，冬季保温不好常会引起动物死亡。

**【思考题】**

(1) 夹闭一侧颈总动脉，血压发生什么变化？说明其产生机制。

(2) 剪断减压神经，分别电刺激其中枢端和外周端，血压有何变化？说明其机制。

(3) 剪断迷走神经，分别电刺激其中枢端和外周端，血压有何变化？说明其机制。

## 实验二十八　人体动脉血压的测定

**【实验目的】**

学习并掌握人体间接测压法的原理和方法。

**【实验原理】**

测定人体动脉血压最常用的方法是间接测压法，是使用血压计在动脉外加压，根据血液撞击血管产生的血管音的变化来测量动脉血压的。通常血液在血管内流动时并没有声音,但如给血管以压力而使血管变窄形成血液涡流时则可发生声音(血管音)。用袖带在上臂给肱动脉加压,当外加压力超过动脉的收缩压时,动脉血流完全被阻断,此时用听诊器在肱动脉处听不到任何声音。如外加压力低于动脉内的收缩压而高于舒张压,则心脏收缩时,动脉内有血流通过,舒张时则无,血液断续地通过血管,形成涡流而发出声音。当外加压力等于或小于舒张压时,则血管内的血流连续通过,所发出的声音突然减弱或消失,故恰好可以完全阻断血流所必需的最小管外压力(即发生第一次声音时)相当于收缩压。在心舒张时有少许血流通过的最大管外压力(即声音突然减弱或消失时)相当于舒张压。

**【实验对象】**

正常人。

**【器材与试剂】**

器材:血压计,听诊器。

**【方法与步骤】**

(1) 熟悉血压计的结构及使用方法。

(2) 测定准备。

① 受试者脱左臂衣袖,静坐 5 min。

② 松开血压计橡皮球上的螺丝帽,将袖带内的空气完全放出,再将螺丝帽拧紧。

③ 将袖带裹于一侧臂上,其下缘应在肘关节上约 2 cm 处,松紧应适宜。受试者手掌向上平放于台上,前臂应与心脏同一水平。

④ 在肘窝部找到动脉搏动处,左手持听诊器的胸件置于其上。注意:不可用力下压。

**【观察指标】**

(1) 用橡皮球向袖带打气加压,使血压表水银柱逐渐上升,一般上升到 180 mmHg之后,扭开橡皮球螺丝帽,缓慢放气(切勿过快),在水银柱缓慢下降的同时仔细听诊,当听到的第一声脉搏音时,血压计上所指刻度即为收缩压。

(2) 继续放气减压,在血管音突然减弱或消失时的水银柱高度即代表舒张压,记下测定数值后,将袖带内的空气放尽,使水银柱降至零。

(3) 重复测定 3 次,记录测定值,以收缩压/舒张压表示。

【实验结果】

仔细记录实验现象和结果，并进行分析。

【注意事项】

(1) 测压时室内须保持安静，以利于听诊。
(2) 戴听诊器时，务使耳具的弯曲方向与外耳道一致，即接耳的弯曲端向前。
(3) 袖带裹绕要松紧适宜。
(4) 重复测压时，须将袖带内空气放尽，使水银柱降至零位，而后再加压测量。

【思考题】

(1) 根据血压测定的原理，试考虑用触诊法能否测出收缩压，为什么？
(2) 体位和呼吸改变后，血压有何变化？为什么？
(3) 人在不同运动状态时测得的血压有何变化？为什么？

## 实验二十九　人的心音听诊实验

【实验目的】

学习心音听诊的方法，识别第一心音与第二心音。

【实验原理】

心音是由心脏瓣膜关闭和心肌收缩引起的振动所产生的声音。用听诊器在胸前壁听诊，在每一心动周期内可以听到两个心音。

第一心音：音调较低（音频为 25～40 次/s）而历时较长（0.12 s），声音较响，是由房室瓣关闭和心室肌收缩振动所产生的。由于房室瓣的关闭与心室收缩开始几乎同时发生，因此第一心音是心室收缩的标志，其响度和性质变化常可反映心室肌收缩强弱和房室瓣膜的机能状态。

第二心音：音调较高（音频为 50 次/s）而历时较短（0.08 s），声音较清脆，主要是由动脉瓣关闭产生振动造成的。由于动脉瓣关闭与心室舒张开始几乎同时发生，因此第二心音是心室舒张的标志，其响度常可反映动脉压的高低。

**【实验对象】**

正常人。

**【器材与试剂】**

器材:听诊器。

**【方法与步骤】**

(1) 受试者安静端坐。

(2) 检查者戴好听诊器,注意听诊器的耳件应与外耳道开口方向一致(向前)。以右手的食指、拇指和中指轻持听诊器胸件紧贴于受试者胸部,依次听取左房室瓣听诊区→主动脉瓣听诊区→肺动脉瓣听诊区→右房室瓣听诊区,仔细听取心音,注意区分两个心音。

(3) 如难以区分两个心音,可同时用手指触诊心尖搏动或颈动脉脉搏,此时出现的心音即为第一心音。然后再从心音音调高低、历时长短认真鉴别两心音的不同,直至准确识别为止。

(4) 瓣膜听诊区如图 4.6 所示。

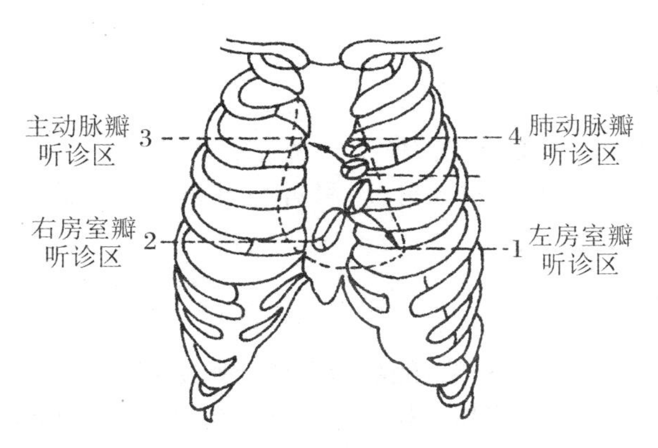


**图 4.6　听诊部位示意图**

注:① 左房室瓣听诊区:左锁骨中线第 5 肋间稍向内侧处(心尖部)。

② 右房室瓣听诊区:第 4 肋间胸骨上或右缘处。

③ 主动脉瓣听诊区:第 2 肋间胸骨右缘处。

④ 肺动脉瓣听诊区:第 2 肋间胸骨左缘处。

**【实验结果】**

仔细记录实验现象和结果,并进行分析。

**【注意事项】**

(1) 实验室内必须保持安静,以利于听诊。

(2) 听诊器耳件应与外耳道方向一致。橡皮管不得交叉、扭结,切勿与他物摩擦,以免发生摩擦音影响听诊。

(3) 如呼吸音影响听诊,可令受试者暂停呼吸片刻。

**【思考题】**

(1) 第一心音和第二心音是怎样形成的?它们有何临床意义?

(2) 在听心音时应注意哪些事项?如何判别第一心音和第二心音?

## 实验三十 家兔急性右心衰竭模型的复制

**【实验目的】**

(1) 学习复制急性右心衰竭的模型。

(2) 通过对实验的观察和分析,加深对心力衰竭发生的机制及病理变化的理解。

**【实验原理】**

通过静脉缓慢注入液状石蜡,经静脉回流至肺脏,并栓塞在肺循环内,引起肺动脉高压,即右心室后负荷增加。如再输入大量生理盐水,使回心血量大大增加,则在右心室后负荷增加的基础上,又增加了前负荷,右心负荷过重,导致急性右心衰竭。

**【实验对象】**

家兔,体重为 2.0~2.5 kg。

**【器材与试剂】**

器材:兔手术台,哺乳类手术器械一套,中心静脉压测定装置,呼吸描记装置,心室插管,听诊器,注射器(1 mL、2 mL、5 mL、20 ml)、输液瓶,胶管,螺旋夹,生理信号记录系统(或血压描记装置)。

试剂:25%氨基甲酸乙酯,生理盐水,液状石蜡,25%尼可刹米,0.5%肝素生理盐水。

**【方法与步骤】**

(1) 取健康家兔一只,称重,由耳缘静脉缓慢注射25%氨基甲酸乙酯(4 mL/kg)麻醉后,仰卧位固定于兔手术台上。

(2) 剪去颈部兔毛,常规消毒,作正中切口,钝性分离颈部组织至气管,做左侧颈总动脉插管(连接血压换能器)与气管插管(连接呼吸换能装置)。

(3) 经右侧颈外静脉插入插管至右心房或右心房口(5～7 cm),先使插管与输液瓶相通,缓慢输液,保持静脉插管通畅。观察记录实验结果,可把右侧颈外静脉插管插入右心室(7～10 cm),插管的同时打开生理记录仪,描记右心室的压力曲线以观察是否已插入右心室。

(4) 观察记录下述各项生理指标:心率、心音强度、肺部听诊(有无异常呼吸音)、动脉血压、中心静脉压。

(5) 复制急性右心衰竭模型:用2 mL注射器吸取液状石蜡,按0.5 mL/kg由耳缘静脉缓慢注射,同时密切观察中心静脉压(或右心室内压)及血压的变化。如前者升高或后者下降则终止注射。

(6) 待血压、呼吸稳定后,以60滴/min的速度输入生理盐水,直至血压降到60 mmHg以下。

(7) 观测并记录上述指标的变化。

(8) 待动物死亡后,剖开胸、腹腔(注意不要损伤脏器与大血管),观察有无胸水、腹水、肠系膜血管充盈与脏器水肿。

**【实验结果】**

仔细记录实验现象和结果,并进行分析。

**【注意事项】**

(1) 液状石蜡注入速度要慢,否则易引起家兔发生急性肺栓塞而迅速死亡。

(2) 实验中施加某种外加因素时均要做标记。

(3) 输入生理盐水过程中可适当加注些液状石蜡。

(4) 实验中观察与记录每项处理前、后动脉血压、中心静脉压的数值。

【思考题】

（1）本实验中引起右心衰竭模型的机制是什么？
（2）哪些指标变化是右心衰竭所致？
（3）家兔产生右心衰竭后，应如何救治？

## 实验三十一　人体肺活量的测定

【实验目的】

学习应用肺量计测定正常人体肺活量的基本实验方法。

【实验原理】

为了维持机体正常的新陈代谢，肺需要不断地与外界大气进行气体交换，即肺通气。肺容量为肺容纳的气量。其中潮气量、补吸气量、补呼气量、肺活量、时间肺活量和最大通气量等在一定程度上可反映肺容量和通气量，尤以肺活量和时间肺活量更具有临床意义。肺容量及其组成如图 4.7 所示。

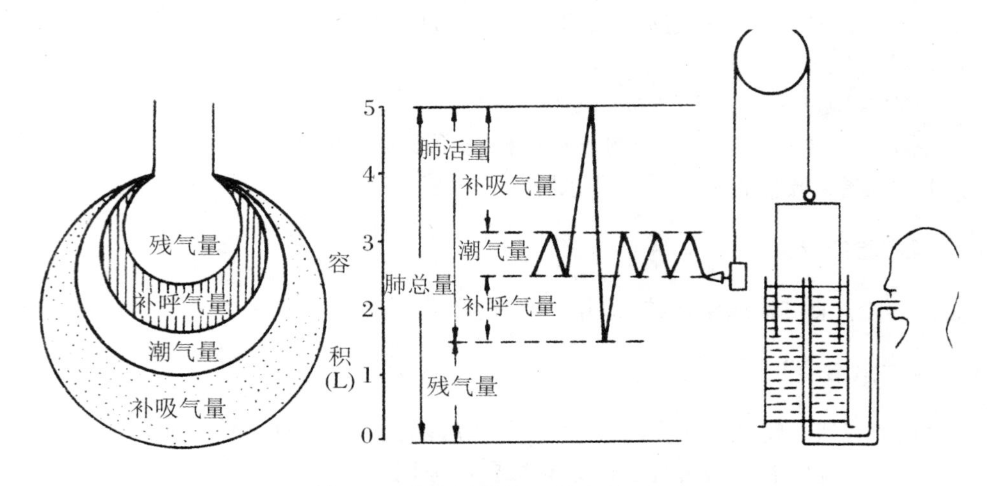


图 4.7　肺容量及其组成示意图

**【实验对象】**

正常人。

**【器材与试剂】**

器材：FJ-2 型肺活量计，吹嘴，鼻夹。
试剂：酒精棉球。

**【方法与步骤】**

**1. 肺量计(图 4.8)的使用方法**

(1) 吊线应经过两只滑轮槽，将零位调节螺帽旋在浮筒螺丝上，再调节螺帽，使在平衡锤上的指针在浮筒处于最低点时指向标尺上零位即可。

(2) 将肺量计安放平稳，水筒内加水至 7/8 处，转动上臂，使浮筒处于水桶中央，上下运动时不与水桶边缘接触。

(3) 将通气螺纹管套在吹气接口上，再套上吹嘴即可使用。

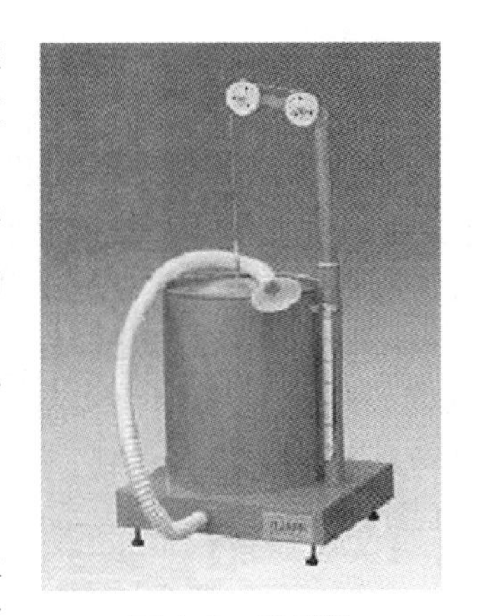

图 4.8 肺量计

**2. 肺活量的测定**

受试者采用立姿，先用鼻夹夹住鼻孔，用口呼吸几次后，先作深吸气，再捏牢吹嘴，紧按口部，将气体全部吹出，即可测出肺活量。

**【实验结果】**

仔细记录实验现象和结果，并进行分析。

**【注意事项】**

(1) 实验前应检查浮筒有无漏气、漏水现象。
(2) 受试者被测试前应预先练习，以期适应。

**【思考题】**

(1) 分析肺活量和时间肺活量的意义有何不同?
(2) 肺活量等于哪几部分值之和?
(3) 一个人肺活量的大小与其体质有什么关系? 如何增加肺活量?

# 实验三十二　家兔呼吸运动的调节实验

**【实验目的】**

（1）学习呼吸运动调节的动物实验和记录方法。

（2）观察血液理化因素对家兔呼吸运动的影响。

（3）了解肺牵张反射在呼吸运动调节中的作用。

**【实验原理】**

人体及高等动物的呼吸运动之所以能持续有节律性地进行，是因为体内调节机制的存在。体内、外的各种刺激，可以直接作用于中枢或通过刺激不同的感受器，反射性地影响呼吸运动，以适应机体代谢的需要。

肺牵张反射是保证呼吸运动节律的机制之一。血液中$CO_2$和$O_2$分压以及$H^+$浓度的改变，通过对中枢与外周化学感受器的刺激及反射性调节，是保证血液中气体分压稳定的重要机制。

**【实验对象】**

家兔，体重为2.0～2.5 kg。

**【器材与试剂】**

器材：哺乳类动物手术器械，兔台，计算机生物信号采集处理系统，呼吸换能器，玻璃分针，刺激电极，气管插管，橡皮管，球囊。

试剂：25%氨基甲酸乙酯，3%乳酸溶液，生理盐水。

**【方法与步骤】**

（1）动物称重、麻醉和固定：取家兔一只，称重，耳缘静脉缓慢注射25%氨基甲酸乙酯(4 mL/kg)进行麻醉。注射时速度要慢，并注意观察动物情况。当动物四肢松软，呼吸变深变慢，角膜反射迟钝时，表明动物已被麻醉，即可停止注射。

将动物背位固定于手术台上，用粗剪刀将其颈部被毛剪去，即可进行手术。

（2）颈部手术如下：

① 分离迷走神经：沿颈部前正中线作一切口(5 cm左右)，用血管钳钝性分离

颈部肌肉,暴露出气管,用止血钳分离肌肉之间的结缔组织,然后用左手拇指和食指轻轻捏住分离的肌肉和皮肤,稍向外翻,用玻璃分针分离迷走神经,分离出 2 cm 即可穿线备用。

② 气管插管:用血管钳分离气管周围的组织,使气管游离出来,在气管下穿一条棉线备用。于甲状软骨下 1~3 cm 处横切气管软骨环,再用剪刀沿正中线向头端剪开气管约 1 cm,使气管切口呈倒"T"形。然后将气管插管向肺方向插入气管内,用穿好的棉线将插管与气管结扎,同时将线固定于气管插管交叉处以防滑出。气管插管术如图 4.9 所示。

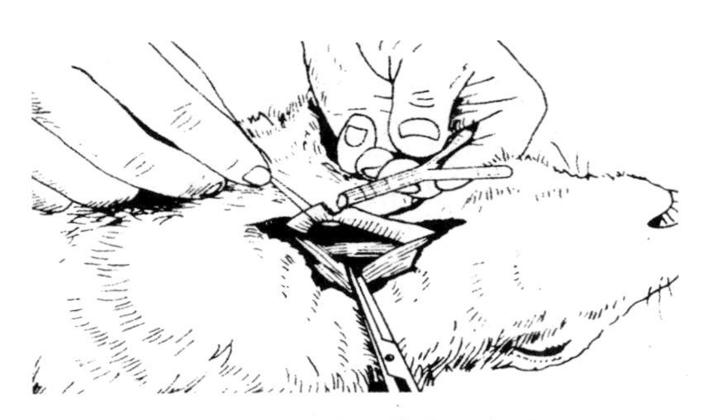

**图 4.9 气管插管术示意图**

(3) 连接实验记录装置:气管插管的一个侧管连接一根 3 cm 左右的橡皮管,另一侧管连接呼吸换能器后连接到计算机生物信号采集处理系统。

(4) 打开计算机并启动生物信号采集处理系统,观察实验项目。

**【观察指标】**

(1) 记录正常的呼吸运动曲线。

(2) 吸入 $CO_2$ 对呼吸运动的影响:将制备的 $CO_2$ 气囊上的出口与气管插管一侧管口相接,观察呼吸运动的改变。

(3) 吸入气中氧浓度降低对呼吸运动的影响:将盛有纯氮的气袋与气管插管一侧相连,使动物吸入一定量氮气以降低吸入气中氧的浓度,观察呼吸运动的改变。

(4) 增加无效腔对呼吸运动的影响:将一根 40~50 cm 长的橡皮管连于气管插管的一个侧管上,使无效腔增加,观察呼吸运动的改变。

(5) 静脉注射 3%乳酸 2 mL,观察呼吸运动的变化。

(6) 双结扎一侧迷走神经后切断,观察并记录呼吸运动的变化。再切断另一侧,对比切断迷走神经前后呼吸频率与深度的变化。电刺激迷走神经中枢端,观察呼吸运动的变化。

**【实验结果】**

仔细记录实验现象和结果，并进行分析。

**【注意事项】**

(1) 每个项目前后均应有正常呼吸运动曲线作为对照。
(2) 注意氧浓度的变化对呼吸的影响。

**【思考题】**

(1) 二氧化碳增多、低氧和乳酸增多对呼吸有何影响？说明其作用机制。
(2) 切断两侧迷走神经后，呼吸运动有何变化？说明其作用机制。
(3) 日常生活中空气氧浓度下降，机体会产生哪些不适症状？为什么？

# 实验三十三　家兔胸内负压的观察

**【实验目的】**

(1) 学习胸内负压的测定方法。
(2) 观察在呼吸周期中胸内负压的变化。

**【实验原理】**

胸膜腔是由胸膜脏层与壁层所构成的密闭而潜在的腔隙。胸膜腔内的压力通常低于大气压，称为胸内负压。胸内负压的大小随呼吸周期的变化而改变。吸气时，肺扩张，回缩力增强，胸内负压加大；呼气时，肺缩小，回缩力减小，负压降低。一旦胸膜腔与外界相通造成开放性气胸，则胸内负压消失。

**【实验对象】**

家兔，体重为 2.0～2.5 kg。

**【器材与试剂】**

器材：兔手术台，哺乳类动物常用手术器械，粗穿刺针头，水检压计。
试剂：25%氨基甲酸乙酯。

【方法与步骤】

(1) 将家兔麻醉后，背位固定于兔手术台上。剪去右前胸部的皮肤。

(2) 将粗针头与水检压计(图 4.10)连接。插入胸膜腔之前，需将针头尖部磨钝，并检查针孔是否通畅，连接处是否漏气。

(3) 在右腋前线第 4、5 肋骨上线，将针头垂直刺入胸膜腔内。当看到检压计内的红色水柱随呼吸运动而上下移动时，说明针头已进入胸膜腔内，应停止进针，并固定于这一位置。

注意：穿刺时，针头斜面应朝向头侧，注意控制进针力量，用手指抵住胸壁，以防刺入过深。

(4) 观察吸气与呼气时检压计水柱移动的幅度。记下平静呼吸时胸内负压的数值。此时吸气与呼气均为负值。

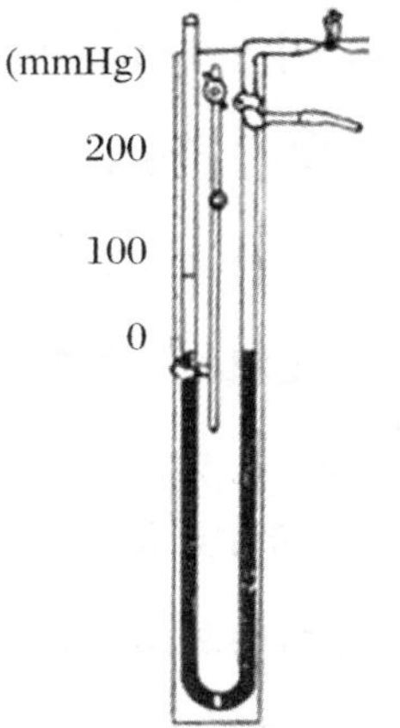

图 4.10　水检压计示意图

【实验结果】

仔细记录实验现象和结果，并进行分析。

【注意事项】

(1) 用针穿刺时，不要插得过深。以免刺破肺组织，形成气胸。

(2) 穿刺时如未见压力变化，应转动针头或变换一下角度或拔出，看针头是否堵塞。

【思考题】

(1) 在平静呼吸时，胸膜腔内压力为何始终低于大气压？

(2) 胸膜腔与外界相通时，胸内负压有何变化？为什么？

(3) 在临床上有气胸的患者会出现哪些症状？

## 实验三十四　药物对小鼠的镇咳作用(氨水引咳法)

【实验目的】

学习小鼠氨水引咳法，观察镇咳药的镇咳作用。

**【实验原理】**

喷托维林为胺基酯类衍生物，吸收后可轻度抑制支气管内的感受器及传入神经末梢，并可使痉挛的支气管平滑肌松弛，降低气道阻力，具有镇咳作用。浓氨水是一种较强的化学刺激物，小鼠吸入氨水气雾后，刺激呼吸道感受器而引起咳嗽。观察喷托维林对小鼠的镇咳作用。

**【实验对象】**

小鼠，体重为 18～22 g。

**【器材与试剂】**

器材：雾化器，秒表，0.5 mL 注射器。
试剂：氨水，喷托维林。

**【方法与步骤】**

取健康小鼠 6 只，均分成 3 组，即蒸馏水组、喷托维林组和桔梗组，各组小鼠分别灌胃给药(0.2 mL/10 g)，给药后 30 min 将小鼠放入密闭的容器中，开启雾化器 15 s，观察各组小鼠出现典型咳嗽动作(腹肌收缩，同时张大嘴，有时可有咳嗽声)的时间，记录小鼠自雾化氨水到出现咳嗽的时间。

**【实验结果】**

将实验结果填入表 4.3 中。

表 4.3 喷托维林对小鼠的镇咳作用

| 组别 | 鼠号 | 体重(g) | 剂量(g/kg) | 出现咳嗽时间(s) |
|---|---|---|---|---|
| 1 | | | | |
| 2 | | | | |
| 3 | | | | |
| 4 | | | | |
| 5 | | | | |
| 6 | | | | |

**【注意事项】**

(1) 观察小鼠的咳嗽动作必须仔细。
(2) 喷雾时最好将实验组和对照组动物交叉进行。

**【思考题】**

(1) 镇咳药物通过哪些环节达到镇咳效果?
(2) 常用的镇咳药有哪些? 产生镇咳作用的机制有什么不同?

# 实验三十五　尼可刹米对抗吗啡抑制呼吸的作用

**【实验目的】**

观察尼可刹米对吗啡中毒时抑制呼吸的解救作用。

**【实验原理】**

尼可刹米能直接兴奋延髓呼吸中枢和通过刺激延髓颈动脉体化学感受器反射性地兴奋呼吸中枢,剂量过大时通过增强中枢神经系统兴奋性而引起惊厥反应。本实验通过对家兔注射吗啡溶液,待呼吸抑制明显后,再注射尼可刹米溶液,观察尼可刹米对吗啡中毒时抑制呼吸的解救作用。

**【实验对象】**

家兔,体重为1.5～3 kg。

**【器材与试剂】**

器材:兔固定盒,婴儿秤,兔口罩,橡皮管,呼吸容量管,换气瓶,双向T形管,2 mL注射器,铁支架,双凹夹,胶布。

试剂:1%吗啡溶液,2.5%尼可刹米溶液。

**【方法与步骤】**

取家兔1只,称重,置于兔固定盒内,将连有橡皮管的口罩罩住其鼻部,通过橡皮管与换气瓶上的双向T形管相连,另一端与呼吸容量瓶相连,呼吸容量瓶倒置于盛有浅红色水的面盆中。由兔耳缘静脉缓慢注射1%吗啡溶液0.5～1 mL/kg(或50～100 mg/kg),待呼吸抑制明显后,再由耳缘静脉注射2.5%尼可刹米溶液2 mL/kg(或50 mg/kg),再观察上述指标的变化。

**【实验结果】**

将实验结果填入表4.4中。

**表4.4 尼可刹米对抗吗啡抑制呼吸的作用**

| 动物 | 体重(g) | 记录项目 | 正常状态 | 给吗啡后 | 给尼可刹米后 |
|---|---|---|---|---|---|
| | | 呼吸曲线 | | | |
| | | 呼吸频率(次/min) | | | |

**【注意事项】**

(1) 先测15 s呼吸容量瓶中上升的气泡数(呼吸频率)及排水量(呼吸深度),连续3次,取平均值。

(2) 吗啡注射速度应缓慢,以控制其出现潮式呼吸为止。如上述剂量不足可适当增加。

(3) 尼可刹米注射不宜过快,否则易引起惊厥。

**【思考题】**

(1) 各种中枢兴奋药兴奋呼吸作用的机制有什么不同?在临床上如何选择应用?

(2) 吗啡中毒的机制是什么?尼可刹米为什么能救治?还有哪些药物或措施可用于解救?

# 实验三十六 酸碱平衡模型的复制

**【实验目的】**

(1) 复制单纯性酸碱平衡紊乱模型。

(2) 根据血气和电解质含量的变化,分析酸碱平衡紊乱的类型。

**【实验原理】**

本实验通过复制急性酸碱平衡紊乱的动物模型来观察各型酸碱平衡紊乱时动物血液酸碱参数及呼吸的变化,并对急性代谢性酸中毒进行实验性治疗。

**【实验对象】**

家兔,体重为1.5～3 kg。

**【器材与试剂】**

器材:兔台,手术器械,注射器(1 mL、5 mL、10 mL),小软木塞,连接细塑料管的三通活塞,输液瓶,胶管,螺旋夹,气管插管,血气分析仪,生化分析仪,离心机,微型呼吸机。

试剂:25%氨基甲酸乙酯,1%普鲁卡因,0.5%肝素(用生理盐水配制),A试剂:4%乳酸溶液;B试剂:2%碳酸氢钠,生理盐水。

**【方法与步骤】**

(1) 取家兔一只,称重,耳缘静脉缓慢注射25%氨基甲酸乙酯(4 mL/kg)进行麻醉。注射时速度要慢,并注意观察动物情况。当动物四肢松软,呼吸变深变慢,角膜反射迟钝时,表明动物已被麻醉,即可停止注射。

(2) 分离左颈总动脉,将充满0.5%肝素的细塑料管尖端轻轻插入动脉内,然后结扎并固定,以防滑脱。分离右侧颈外静脉,向心插入连有输液装置的静脉插管,结扎固定。

(3) 让家兔稳定5 min,描记一段正常呼吸曲线。动脉取血1 mL,用血气分析仪测定各项酸碱参数:动脉血pH、二氧化碳分压$P(CO_2)$、氧分压$P(O_2)$、碳酸氢盐($HCO_3^-$)。

血清$Na^+$、$K^+$、$Cl^-$用生化分析仪测定,作为实验前的正常对照值。同时注意家兔的呼吸频率和深度。

(4) 复制酸碱平衡紊乱模型:

① A组:经静脉滴入A试剂(10 mL/kg体重),20～30滴/min,滴完后,动脉取血,测血气和生化指标。同时注意家兔的呼吸频率和深度。

② B组:经静脉滴入B试剂(10 mL/kg体重),20～30滴/min,滴完后,动脉取血,测血气和生化指标。同时注意家兔的呼吸频率和深度。

**【实验结果】**

将实验结果填入表4.5中。

表 4.5　酸碱平衡紊乱模型的复制结果

| 组别 | 呼吸频率和深度 | 全　血 | | | 血　清 | |
|---|---|---|---|---|---|---|
| | | pH | $P(CO_2)$ | $P(O_2)$ | $HCO_3^-$ | $Na^+$、$K^+$、$Cl^-$ |
| 正常 | | | | | | |
| A 组 | | | | | | |
| B 组 | | | | | | |

**【注意事项】**

(1) 取血时切勿吸入气泡，否则会影响血液酸碱参数。
(2) 在提拿固定家兔时动作要轻，以免因刺激而造成过度通气。
(3) 如动物因手术切口疼痛而挣扎，可在伤口上滴加少量 1%普鲁卡因麻醉。

**【思考题】**

(1) 试分析各型酸碱平衡紊乱对呼吸影响的机制。
(2) 列表总结各型酸碱平衡紊乱时血液酸碱参数的变化。

# 实验三十七　不同类型缺氧模型的复制及影响缺氧耐受性因素的比较

**【实验目的】**

(1) 复制动物低张性缺氧、血液性缺氧、组织中毒性缺氧的模型，了解不同类型缺氧主要的发病原因和机制。
(2) 观察不同类型缺氧时机体呼吸、皮肤黏膜及内脏颜色、活动等的变化。

**【实验原理】**

(1) 组织因氧供不足或用氧障碍时，可导致组织代谢、功能和形态结构异常变化，该病理过程称缺氧。根据缺氧发生的原因和血氧变化特点，可以将缺氧分为：低张性缺氧、血液性缺氧、循环性缺氧、组织性缺氧。低张性缺氧的常见原因是大气中氧分压过低、外呼吸功能障碍以及动静脉短路。本实验通过将小白鼠放入盛有钠石灰的密闭缺氧瓶内，以模拟大气中氧分压降低，而造成低张性缺氧。
(2) 血液性缺氧主要是由于血红蛋白数量减少或性质改变，而使血液带氧能力下降,导致组织缺氧。① 本实验通过使小白鼠吸入 CO,CO 与血红蛋白结合形成碳氧血红蛋白而失去与氧结合的能力,引起缺氧。② 亚硝酸钠为强氧化剂,通过小白鼠腹腔注射后,使其体内血红蛋白分子中的铁离子氧化成三价铁离子,形成高铁血红蛋白,失去结合氧的能力,导致血液性缺氧。

(3) 代谢耗氧率是影响机体对缺氧耐受的重要因素。凡是能够影响代谢耗氧率,改变机体组织的耗氧量的因素,都能影响机体对缺氧的耐受性。年龄、种属、营养机体、代谢情况、中枢神经系统功能状态等因素均可影响机体对缺氧的耐受性。本实验通过给小白鼠腹腔注射乌拉坦降低其基础代谢率以及用初生小白鼠,观察动物的表现和存活时间,探讨不同因素对缺氧耐受性的影响。

**【实验对象】**

成年小白鼠,体重为 18～22 g,新生小白鼠。

**【器材与试剂】**

器材:天平,组织剪,眼科镊,气囊,5 mL 注射器,1 mL 注射器,青霉素小瓶,100～125 mL 缺氧瓶。

试剂:CO,5%亚硝酸钠,1%美蓝,10%乌拉坦,钠石灰,生理盐水。

**【方法与步骤】**

**1. 单纯乏氧性缺氧实验**

(1) 取成年小白鼠 1 只投入放有钠石灰(约 5 g)的缺氧瓶中,观察和记录小白鼠缺氧前的活动状况,呼吸频率和深度,尾巴、耳朵和口唇颜色。随后密封瓶塞,每 3 min 重复观察上述指标 1 次,如有其它变化,随时记录,直至死亡,记录存活时间。

(2)取死亡小白鼠,打开胸腔,观察内脏颜色并与其它实验动物比较。

**2. 年龄因素对缺氧耐受性的影响**

(1)取新生红皮小白鼠 1 只,放入青霉素小瓶内(避免成年鼠伤害),然后将其与 1 只成年小白鼠一起放入钠石灰(约 5 g)的缺氧瓶中,观察小白鼠活动情况,呼吸频率和深度,尾巴、耳朵和口唇颜色。随后密封瓶塞,每 3 min 重复观察上述指标 1 次,如有其他变化,随时记录,直至死亡,记录存活时间。当其中一只小鼠死亡后,不能打开瓶盖;如另一只鼠至各项实验结束时仍未死亡,实验也应中止。

(2) 取死亡小白鼠,打开胸腔,观察内脏颜色并与其他实验动物比较。

**3. 麻醉因素对缺氧耐受性的影响**

(1) 取成年小白鼠 1 只,腹腔注射 10%乌拉坦,用量为 0.1 mL/10 g,观察动物活动情况,呼吸频率和深度,尾巴、耳朵和口唇颜色。将麻醉后的小白鼠分别投入钠石灰(约 5 g)的缺氧瓶中,随后密封瓶塞,每 3 分钟重复观察上述指标 1 次,如有其他变化,随时记录,直至死亡,记录存活时间。

(2) 取死亡小白鼠,打开胸腔,观察内脏颜色并与其他实验动物比较。

**4. CO 中毒及抢救**

(1) 取成年小白鼠 2 只,观察其正常时的活动状况、呼吸频率和深度,尾巴、耳朵和口唇颜色。

(2) 将其分别投入 2 只广口瓶内,瓶内通入 CO 5 mL。

(3) 观察动物活动情况,呼吸频率和深度,尾巴、耳朵和口唇颜色的改变,记录存活时间。当小白鼠刚抽搐时立即将其从瓶中拉出。

(4) 取死亡小白鼠,打开胸腔,观察内脏颜色并与其他实验动物比较。待拉出救治小白鼠恢复正常后用颈椎脱臼法处死,打开胸腔,观察内脏颜色并与其他实验动物比较。

**5. 亚硝酸钠中毒及救治**

(1) 取正常小白鼠 2 只,观察其正常时的活动状况、呼吸频率和深度,尾巴、耳朵和口唇颜色。分别腹腔注射 5%亚硝酸钠,用量为 0.1 mL/10 g,做好标记,将其中一只小白鼠紧接着腹腔注射生理盐水用量为 0.1 mL/10 g ,另一只腹腔注射 1%美蓝,用量为 0.1 mL/10 g,观察上述指标,比较 2 只小白鼠的表现及死亡时间。

(2) 取死亡小白鼠,打开胸腔,观察内脏颜色并与其它实验动物比较。待注射美蓝的小白鼠恢复正常后用颈椎脱臼法处死,打开胸腔,观察内脏颜色并与其它实验动物比较。

**【实验结果】**

将实验结果填入表 4.6 中。

**表 4.6 不同类型缺氧模型的复制及影响缺氧耐受性因素的比较**

| 动物 | 一般活动情况 | 呼吸状况 | 生存时间 | 皮肤内脏(肝脏)颜色 |
| --- | --- | --- | --- | --- |
| 单纯乏氧小白鼠 | | | | |
| 麻醉小白鼠 | | | | |
| 幼年小白鼠 | | | | |
| 成年小白鼠 | | | | |
| CO 中毒小白鼠 | | | | |
| CO 中毒解救小白鼠 | | | | |
| 5%亚硝酸钠中毒小白鼠 | | | | |
| 5%亚硝酸钠中毒+1%美蓝解救 | | | | |

【注意事项】

(1) 抓取小白鼠应谨慎,各组小白鼠的性别、体重以及一般状态应尽可能相近。

(2) 实验所用缺氧瓶的容量应一致,瓶口须密封不漏气。

(3) 记录时间要准确,以便进行实验结果分析。

(4) 给小白鼠腹腔注射时,应稍靠左下腹,勿损伤肝脏,但也应避免将药液注入肠腔或膀胱。

**【思考题】**

(1) 不同年龄动物对缺氧耐受性有何不同? 分析其原因。

(2) 小白鼠口唇及内脏颜色在不同缺氧中有何改变,发生机制是什么?

(3) 美蓝腹腔注射后为什么可以使亚硝酸钠中毒的小白鼠得到解救?

# 实验三十八　家兔实验性肺水肿模型的制备

**【实验目的】**

(1) 复制家兔急性肺水肿模型。

(2) 观察急性肺水肿的表现。

(3) 加深对肺水肿发生机制的理解。

**【实验原理】**

水肿是过多的液体在组织间隙或体腔内积聚的一种常见病理过程。肺水肿是过多的液体在肺组织间隙或肺泡内积聚的现象。本实验通过快速大量滴注生理盐水导致机体血容量迅速增加,使毛细血管流体静压增高、血浆胶体渗透压降低、微血管通透性增加而引起血管内外交换失衡导致组织液生成大于回流;再大剂量滴注肾上腺素,引起外周血管广泛收缩,心率加快,血液由体循环急速转移到肺循环,导致左心房压力和肺毛细血管有效滤过压增高,从而出现急性肺水肿。

**【实验对象】**

家兔,体重为 2～2.5 kg。

**【器材与试剂】**

器材:兔实验台,生物信号采集与处理系统,张力换能器,组织剪,眼科剪,粗剪刀,止血钳,眼科镊子,气管插管,静脉插管,输液装置,婴儿秤,听诊器,滤纸,线,2 mL、10 mL 注射器。

试剂:0.1%肾上腺素注射液,生理盐水,1%普鲁卡因。

**【方法与步骤】**

(1) 取健康成年家兔一只,称重后,将兔仰卧位固定于兔实验台上,剪去颈部被毛,常规消毒。用1%普鲁卡因(7～8 mL)行颈部局部浸润麻醉。

(2) 以甲状软骨为标志,在颈前正中纵向切开皮下 5～7 cm,钝性分离肌肉,纵向切开气管前筋膜,充分暴露气管后,穿线备用。在甲状软骨下 3、4 环状软骨之间做横向切开,再向头端做纵向切开,使之呈倒"T"形。气管插管斜面向下,从切口处向肺方向插入,用线结扎固定,并用线的残端扎于气管插管分叉处,以防脱落。连接张力换能器,采用生物信号采集系统记录呼吸曲线。

(3) 将输液管一端与充满生理盐水的输液瓶连接好,另一端与静脉插管连好,并将空气排空,备用。

(4) 用手指在颈部皮肤外面向上顶起,可看到呈暗紫色的颈外静脉,用止血钳沿血管走行方向,将静脉周围的结缔组织分离,游离出 1～2 cm 血管后,穿两根丝线备用。提起颈外静脉近心端,待静脉充盈后再结扎远心端,用眼科剪刀在静脉靠远心端结扎处斜呈 45°角剪一小口(血管周长的 2/3 或 1/3),向近心端插入静脉插管,送入 2～3 cm 即可,结扎近心端,固定静脉插管。

(5) 先描记一段正常呼吸运动曲线,并用听诊器听家兔背部的正常呼吸音。然后打开输液装置快速(速度为 160～200 滴/min)滴入生理盐水(输液总量按100～120 mL/kg),当输液即将结束时,向输液器内加入 0.1%肾上腺素(0.6 mL/kg),再加入 20 mL 生理盐水,滴速降至 1～2 滴/s 继续输液。

(6) 实验过程中,密切观察呼吸及一般情况的改变,主要有:口唇黏膜颜色、有无发绀出现、呼吸频率和深度、用听诊器听取肺底部有无湿啰音或水泡音出现、气管插管是否有粉红色泡沫样液体溢出。

(7) 观察呼吸改变,气管内有粉红色泡沫液体溢出、听诊有湿啰音,说明肺水肿形成,夹闭气管,处死动物,打开胸腔,在气管分叉处结扎并切断气管,取出肺脏,用滤纸吸去肺表面的水分后称取肺重量,计算肺系数:肺系数 = 肺重量(g)/兔体重(kg)(正常值:4～5),然后肉眼观察肺大体的改变,剪开肺脏观察切面的改变,注意有无泡沫液体流出。

## 【实验结果】

将实验结果填入表4.7中。

表4.7　家兔实验性肺水肿模型的临床表现

| 项目 | 心率 | 呼吸 | 口唇黏膜颜色 | 肺湿啰音 | 气管流出物 | 肺大体 | 肺系数 |
|---|---|---|---|---|---|---|---|
| 输液前 | | | | | | | |
| 输液后 | | | | | | | |
| 滴加肾上腺素后 | | | | | | | |

## 【注意事项】

(1) 气管插管及静脉插管固定要牢固,防止实验过程中动物挣扎,致使插管脱落。

(2) 输液器装置内要排空气体,静脉插管插入颈外静脉后,应立即打开输液装置,防止插管内血液凝固,造成插管阻塞。

(3) 输液速度控制在160～200滴/min,过快易造成动物死亡,过慢则肺水肿模型难以复制成功。

(4) 取肺时避免损伤和挤压肺组织,防止水肿液流出,影响肺系数的计算。

## 【思考题】

(1) 急性肺水肿时机体有哪些表现?

(2) 大量输液和注射肾上腺素引起肺水肿的机制是什么?

(3) 出现肺水肿时可用哪些手段救治?

# 实验三十九　家兔胆汁分泌的调节

## 【实验目的】

掌握收集胆汁的方法,观察迷走神经和体液因素对胆汁分泌的影响。

## 【实验原理】

胆汁是由肝细胞分泌的。在非消化期,肝胆汁流入胆囊储存。消化期,肝胆汁直接进入十二指肠，同时胆囊胆汁也由于胆囊平滑肌的收缩而进入十二指肠。如用塑料引流管直接插入胆总管，可将进入十二指肠的肝胆汁和胆囊胆汁收集起来。从而观察神经体液因素对胆汁分泌和排出的影响。

**【实验对象】**

家兔，体重为 2.0～3.0 kg。

**【器材与试剂】**

器材：兔手术台，哺乳类动物手术器械，记滴器，刺激输出线，保护电极，1 mL、5 mL、20 mL 注射器，细塑料管，烧杯。

试剂：0.9%生理盐水，20%氨基甲酸乙酯，促胰液素（自制），胆盐，0.01%乙酰胆碱。

**【方法与步骤】**

**1. 称重、麻醉、固定**

将家兔用 20%氨基甲酸乙酯耳缘静脉麻醉 5 mL/kg 后，背位固定于手术台上。

**2. 颈部手术**

沿颈正中线切开皮肤，分离皮下组织，插好气管插管，分离出左侧迷走神经，穿线备用。

**3. 胆汁引流**

沿剑突下腹正中线切开腹部皮肤，分离皮下组织，沿腹白线打开腹腔。沿胃幽门端找到十二指肠，在十二指肠背面可见一黄绿色较粗的肌性胆总管。仔细分离，避免出血，在胆总管下穿线备用。在靠近十二指肠端的胆总管处剪一斜切口，插入塑料管，用线结扎固定。插入塑料管后，立即可见绿色胆汁顺管流出。如果没有胆汁流出，则可能插到夹层，需取出重插。注意塑料管不要扭曲，应与胆总管相平行。将胆汁引流管插进记滴器。

**4. 仪器调试**

（1）打开生物信号记录分析系统，将记滴器输入端插入生物信号记录分析系统，记滴器输出线与记滴装置连接并置于尿滴位置。

（2）设置弹出活动窗口“记滴趋势图参数设置”。

（3）刺激设置：连续单刺激、延时 10 ms、强度 2 V、波宽 1 ms、波间隔 10 ms。

**【观察项目】**

（1）观察正常胆汁分泌量（滴/min）。

(2) 电刺激右侧迷走神经,观察胆汁分泌速度有何变化。
(3) 静脉注射用生理盐水稀释一倍的胆汁 5 mL,观察胆汁分泌速度有何变化。
(4) 静脉注射 0.01%乙酰胆碱 0.5 mL,观察胆汁分泌速度有何变化。
(5) 静脉注射自制促胰液素 4～6 mL,观察胆汁分泌速度有何变化。

**【实验结果】**

将实验结果填入表 4.8 中。

**表 4.8　家兔胆汁分泌的调节**

| 观察项目 | 正常 | 刺激迷走神经 | 稀释胆汁 | 乙酰胆碱 | 促胰液素 |
|---|---|---|---|---|---|
| 胆汁流量(滴/min) | | | | | |

**【注意事项】**

(1) 手术操作应轻柔,手术中注意止血。
(2) 手术后用温热的生理盐水纱布覆盖切口,并随时更换,以保持体温和湿润。
(3) 自制促胰液素的方法:两端双结扎兔的十二指肠后取下十二指肠,将肠腔冲洗干净,重新扎好,注入 0.5% HCl 50 mL。放置 2 h,纵向剪开肠壁,平铺在桌面上,刮下黏膜,并置于研钵中研磨。将研成的组织匀浆倒入烧杯中,加 10% NaOH 中和至中性,并用滤纸过滤,滤液中即含有促胰液素,置于冰箱中保存备用。

**【思考题】**

(1) 胆汁的流量与哪些因素有关?
(2) 刺激迷走神经通过哪些机制影响胆汁的分泌?

# 实验四十　硫酸镁对大鼠胆汁流量的影响

**【实验目的】**

观察硫酸镁对大鼠胆汁流量的影响,验证药物的利胆作用。

**【实验原理】**

大鼠没有胆囊，其肝脏分泌的胆汁经肝管合成胆总管进入十二指肠。因此，在胆总管引流收集胆汁，不受胆囊贮存胆汁功能的干扰，有利于观察肝脏分泌胆汁功能，做利胆实验。

硫酸镁的利胆作用机理是：口服或将硫酸镁溶液灌入十二指肠，药物刺激十二指肠黏膜，促使胆囊收缩素（cholecystokinin）分泌，刺激分泌和运动作用，反射性引起胆总管括约肌松弛、胆囊收缩，促进胆汁或胆道小结石排出。

**【实验对象】**

大鼠，体重为 250～350 g。

**【器材与试剂】**

器材：手术剪，5 mL 注射器，内径 1 mm 的塑料管，镊子，医用缝合线。
试剂：硫酸镁或其他药物。

**【方法与步骤】**

(1) 取体重为 250～350 g 大鼠一只，实验前禁食 12～16 h。

(2) 用 20%乌拉坦(0.5 mL/100 g)对其进行腹腔麻醉，背部固定。

(3) 剪去腹部毛，常规消毒，开腹后，在右上腹找到胃幽门部，以幽门部为标准，翻转十二指肠，即可见到白色十二指肠乳头部，从乳头部追踪至胆总管。

(4) 用镊子将覆盖在胆总管表面的被膜剥离，暴露出胆总管，结扎下端。小心剪一小口，向胆总管近肝端插入内径 1 mm 左右的塑料管，并固定，形成瘘管引流胆汁。

(5) 待胆汁流量稳定后，按剂量口服给药，测定给药前及给药后 4 h 内胆汁流量。

(6) 用胆汁来测定胆汁中胆酸、胆固醇、卵磷脂、胆红素及其他成分。

**【实验结果】**

将实验结果填入表 4.9 中。

表4.9　硫酸镁对大鼠胆汁流量的影响

| 组别 | 鼠号 | 体重(g) | 剂量(g/kg) | 给药前流量(mL) | 给药后流量(mL) | | | | | |
|---|---|---|---|---|---|---|---|---|---|---|
| | | | | | 0.5 h | 1 h | 1.5 h | 2 h | 3 h | 4 h |
| | 1 | | | | | | | | | |
| | 2 | | | | | | | | | |
| | 3 | | | | | | | | | |

**【注意事项】**

(1) 大鼠胆总管仅0.5～1.5 mm,且粗细不一,故应选择合适的插管。胆汁流量也差异较大,故常用给药前和给药后自身比较的方法。

(2) 由于体内雌激素水平会影响胆汁流量及胆汁成分的比例,故应用雄性动物做实验。

(3) 巴比妥类能增加胆汁分泌和胆酸含量,并影响胆固醇、胆汁酸合成的限速酶,能诱导肝微粒体酶,故做该实验时,一般不用巴比妥类药麻醉动物。

(4) 大鼠没有胆囊,胰腺管位于胆总管两侧,多数胰管直接开口于胆总管的下1/3处,故在较高位置插管可获得纯净胆汁。

(5) 胆汁流量常以胆汁充盈导管的长度计算,也可记录滴数或毫升数。

(6) 大鼠胆汁中的胆汁酸是牛磺酸与甘氨酸的结合物,与人的胆汁较接近,胆汁中胆酸含量约占总胆汁酸的45%,胆汁中的磷脂主要是卵磷脂。

**【思考题】**

(1) 一般药物的给药途径与作用无关,为什么硫酸镁的利胆与给药途径有关?

(2) 为保证该实验的成功率和可靠性,在进行该实验过程中,应注意哪些要素?

# 实验四十一　药物对小鼠肠管推进性作用的影响

**【实验目的】**

观察硫酸镁、生大黄对小鼠肠管运动的影响。

【实验原理】

硫酸镁口服难吸收，而在肠内形成高渗压阻止水分吸收，扩张肠道，促肠道蠕动而致泻，促胆汁分泌。本实验通过灌胃给药，观察其对小鼠肠管运动的影响。

【实验对象】

小鼠，体重为 23～25 g。

【器材与试剂】

器材：手术剪，直尺，灌胃针头，注射器，电子秤。
试剂：硫酸镁，活性炭粉，生大黄水煎液（1 g/mL），羧甲基纤维素钠。

【方法与步骤】

(1) 取禁食 24 h 小鼠 6 只，均分成 3 组。

(2) 分别用混有 5%炭粉的硫酸镁溶液、混有 5%炭粉的生大黄溶水煎和混有 5%炭粉的生理盐水溶液，按 0.2 mL/10 g 体重灌胃给药，给药后 20 min 颈椎脱臼处死。

(3) 立即打开腹腔分离肠系膜，剪取上端至幽门、下端至回盲部的肠管，置于托盘中解开肠系膜，摆成直线。

(4) 用直尺测量肠管长度作为“小肠总长度”，在量取幽门至炭末前沿的距离，计算炭末在肠内的推进百分率。

$$炭末推进百分率 = \frac{炭末在肠内推进距离(cm)}{小肠总长度(cm)} \times 100\%$$

【实验结果】

将实验结果填入表 4.10 中。

表 4.10　硫酸镁、生大黄对小鼠肠管推进作用的影响

| 组别 | 鼠号 | 体重(g) | 药物剂量 | 小肠总长度(cm) | 炭末推进距离(cm) | 炭末推进率 |
|---|---|---|---|---|---|---|
| | 1 | | | | | |
| | 2 | | | | | |
| | 3 | | | | | |
| | 4 | | | | | |
| | 5 | | | | | |
| | 6 | | | | | |

**【注意事项】**

(1) 给药至处死动物的时间必须准确,以免时间不同造成实验误差。

(2) 实验动物的体重越相近越好,最好用平均体重 23～25 g 的小鼠,其肠管比较粗大,易于操作。

(3) 肠容积变化的观察:可以上下段结扎,称取重量,以定量化。

(4) 肠推进距离与观察:着色剂可用 10%活性炭溶液或其他颜料(1%卡红溶液),按 0.2 mL/10 g 体重灌胃。

**【思考题】**

(1) 为什么在量取动物小肠炭粉推进前沿时最好在处死后立即解剖量取长度?

(2) 在解开肠系膜后,将小肠展开在实验台上时为什么不能用力拉?

# 实验四十二　药物对豚鼠离体肠管的影响

**【实验目的】**

(1) 观察乙酰胆碱和阿托品对豚鼠离体肠管的作用,分析其作用机制。

(2) 学习离体器官的测定方法。

**【实验原理】**

胃肠道含有丰富的平滑肌组织,它们主要由粗、细肌丝组成,含有与横纹肌相

似的肌纤蛋白和众多的原肌凝蛋白；在功能上为合体细胞，具有自律性运动、耗能较少、舒缩速度较慢、较易发生同步性（强直性张力）收缩等特点；在电刺激、温度改变以及递质、激素、某些药物等影响下，这些平滑肌细胞的膜通透性和电位会发生改变而产生张力性变化，或诱发动作电位而发生收缩运动。

乙酰胆碱可明显兴奋胃肠道平滑肌上的M-受体，使其收缩幅度、张力增加，胃肠平滑肌蠕动增加；阿托品阻断M-受体，对多种内脏平滑肌有松弛作用，尤其对过度活动或痉挛的平滑肌作用更为显著，它可抑制胃肠道平滑肌痉挛，降低蠕动的幅度和频率，缓解胃肠绞痛。

**【实验对象】**

豚鼠，体重为300～350 g。

**【器材与试剂】**

器材：离体器官测定仪，木槌，手术刀，手术剪，1 mL注射器。

试剂：$1\times10^{-5}$ mol/L乙酰胆碱溶液，0.1%硫酸阿托品溶液，10%氯化钡溶液，台式液。

**【方法与步骤】**

**1. 离体肠管的制备**

(1) 取体重为300～350 g的豚鼠1只，用木槌击枕骨处死。

(2) 迅速剖腹，取空肠和回肠的上端，置于盛有冷的台式液的器皿中，沿肠壁分离肠系膜，并将肠管剪成数段，轻压出肠内容物，并冲洗干净。

(3) 将肠管剪成2～3 cm的小段备用。

**2. 安装离体肠管试验装置**

(1) 打开离体器官测定仪，调整状态，让浴槽温度维持在(36.5±0.5) ℃。

(2) 在肠管两端结扎穿线，一端系于通气钩上，然后放入盛有40 mL台式液的浴槽中，另一端系于测定仪的换能器上，并连接记录仪。

(3) 给肠肌约2 g的前负荷，并调节通气速度（约2个气泡/s），稳定30 min后，调整记录仪的走纸速度，描记肠肌正常活动曲线。

**3. 加药**

用注射器依次向浴槽中加入下列物质，描记曲线变化：

(1) 取$1\times10^{-5}$ mol/L乙酰胆碱溶液0.1～0.2 mL，当肠管显著收缩后再加入。

(2) 取0.1%硫酸阿托品溶液0.1 mL，当记录曲线下降到基线后再加入。

(3) 取 $1\times10^{-5}$ mol/L 乙酰胆碱溶液 0.1～0.2 mL，如作用不明显，接着追加。
(4) 取 10%氯化钡溶液 0.1 mL，待作用稳定后，立即加入。
(5) 加入 0.1%的硫酸阿托品溶液 0.1 mL。

**【实验结果】**

将实验结果填入表 4.11 中。

**表 4.11　乙酰胆碱和阿托品对豚鼠离体肠管的影响**

| 观察项目 | 溶液 1 | 溶液 2 | 溶液 3 | 溶液 4 | 溶液 5 |
| --- | --- | --- | --- | --- | --- |
| 收缩幅度(cm) | | | | | |

剪下肠管收缩曲线，分析比较药品的作用。

**【注意事项】**

(1) 剪取豚鼠肠管及冲洗、挂线等操作必须轻柔。
(2) 肠管两端穿线时切勿将肠腔缝死。
(3) 浴槽中的液体根据浴槽大小而定，但应覆盖肠管。

**【思考题】**

(1) 阿托品的作用有哪些？对胃肠平滑肌的作用有什么特点？
(2) 用受体学说分析阿托品为什么能对抗乙酰胆碱对肠管的收缩作用？

# 实验四十三　尿生成的调节

**【实验目的】**

(1) 学习膀胱插管技术。
(2) 观察影响尿生成的因素。

**【实验原理】**

尿的生成过程包括：肾小球的过滤、肾小管与集合管的重吸收和肾小管与集合管的分泌作用。在整体内，这三个过程往往受到生理性的调节。凡是影响这些过程的因素，都可影响尿的生成而引起尿的改变。

**【实验对象】**

家兔,体重为 2～2.5 kg。

**【器材与试剂】**

器材:兔台,哺乳类动物常用手术器械,膀胱插管,2 mL、20 mL 及 50 mL 注射器,滤纸。

试剂:25%氨基甲酸乙酯,20%葡萄糖注射液,生理盐水,去甲肾上腺素(1∶10000),垂体后叶素,0.6%酚红溶液,呋塞米(速尿),5%NaOH 溶液。

**【方法与步骤】**

(1) 动物称重、麻醉和固定:取家兔一只,称重,耳缘静脉缓慢注射 25%氨基甲酸乙酯(4 mL/kg)进行麻醉。麻醉后,背位固定于兔台上,剪去下腹部的被毛,常规消毒。

(2) 腹部手术:在下腹部正中线作长约 4 cm 的皮肤切口,沿腹白线切开腹壁,用手轻轻将膀胱移出腹腔外,垫上蘸温热生理盐水的纱布,便可以进行插管。

(3) 膀胱插管:在膀胱顶部选择血管较少处,在其中央沿纵向剪一小切口,插入充满生理盐水的膀胱插管,结扎固定。插管口最好正对输尿管在膀胱的入口处,但不要紧贴膀胱后壁而堵塞输尿管,膀胱插管的另一端放置于污物桶上。手术完毕后,用温热的生理盐水纱布覆盖腹部创口。

(4) 待尿流量稳定后,即可进行各项实验观察。每项实验开始时,都应先记录一段尿量(滴/min)作为对照;然后进行注射,并连续记录和观察至效应明显和恢复过程。

**【观察指标】**

(1) 静脉注射温热(37 ℃)的生理盐水 20～40 mL,观察尿量的变化。

(2) 静脉注射 1∶10000 去甲肾上腺素 0.5 mL,观察尿量变化。

(3) 做尿糖定性试验,然后静脉注射 20%葡萄糖液 5 mL,观察尿量变化,待尿量明显增加时再做尿糖定性试验。

(4) 静脉注射垂体后叶素 2 U,观察尿量变化。

(5) 静脉注射 0.6%酚红溶液 2 mL,记录酚红排出的时间。

(6) 静脉注射速尿(5 mg/kg),观察尿量变化。

**【实验结果】**

将实验结果填入表 4.12 中。

表 4.12　尿生成的调节

| 观察项目 | 生理盐水 | 去甲肾上腺素 | 葡萄糖液 | 垂体后叶素 | 酚红 | 速尿 |
|---|---|---|---|---|---|---|
| 尿量(mL) | | | | | | |

【注意事项】

(1) 每项实验开始时,都应先记录一段正常尿量作为对照。

(2) 本实验所有药物均从耳缘静脉注射,注意保护耳缘静脉。

【思考题】

(1) 本实验中,哪些因素是通过影响肾小球滤过作用而发挥作用的?说明其机制。

(2) 本实验中,哪些因素是通过影响肾小管和集合管的重吸收作用而发挥作用的?说明其机制。

(3) 静脉注射 20%葡萄糖溶液后,尿糖和尿量有何变化?说明其机制。

# 实验四十四　利尿药和脱水药对动物尿量的影响

【实验目的】

掌握利尿实验方法,观察药物对排尿量的影响。

【实验原理】

呋塞米(速尿)是一种强效且作用迅速的利尿药,主要是通过抑制髓袢升支粗段顶端膜上的 $Na^+-2Cl^--K^+$ 同向转运体,使该段对 $Na^+$、$Cl^-$ 的重吸收明显减少,小管液溶质增加,水的重吸收减少,排出尿液增加。

注射 50%葡萄糖溶液,使小管液中溶质浓度增加,肾小管内的渗透压增高,从而妨碍水的重吸收,使肾小管特别是近端小管对水的重吸收减少,结果可使终尿量增多。临床上利用渗透性利尿的原理,使用脱水剂利尿。

【实验对象】

家兔,雄性,体重为 2～3 kg。

**【器材与试剂】**

器材:兔手术台,10 号导尿管,兔灌胃器,注射器,烧杯,量筒。

试剂:3%戊巴比妥钠溶液,1%速尿溶液,50%葡萄糖溶液,石蜡。

**【方法与步骤】**

(1) 取雄性家兔 2 只,称重,分别用胃管灌入温水 40 mL/kg。0.5 h 后,以 3%戊巴比妥钠溶液 1 mL/kg 耳缘静脉麻醉,家兔仰卧固定在手术台上。

(2) 将 10 号导尿管尖端用液状石蜡润滑后自尿道轻而慢地插入,待导尿管通过膀胱括约肌进入膀胱后,既有尿液滴出,然后再插入 2 cm(共 8~12 cm),用胶布将导尿管与兔体固定。轻轻按兔下腹部将膀胱内的尿液挤出。

(3) 将最初 5 min 内滴出的尿液弃去,待滴速稳定后,在导尿管下接一个量筒,收集 20 min 内滴出的尿液,作为给药前的对照值。然后将 1 号兔耳缘静脉注入 50%葡萄糖溶液 5 mL/kg,2 号兔注入 1%速尿溶液 0.4 mL/kg(4 mg/kg),并分别收集注药后 20 min 内的尿量,同对照组比较。

**【实验结果】**

将实验结果填入表 4.13 中。

**表 4.13 利尿药和脱水药对动物尿量的影响**

| 兔别 | 药物 | 剂量 | 尿量(mL/20 min) | |
|---|---|---|---|---|
| | | | 给药前 | 给药后 |
| 1 | 1%速尿 | 0.4 mL/kg | | |
| 2 | 50%葡萄糖 | 5 mL/kg | | |

**【注意事项】**

(1) 插胃管时,应注意将胃管沿家兔的上颚插入,并避免将胃管误插入气管。当胃管插好后,可将导管的外端放入水中,如有气泡,则说明误插入气管中,应拔出重新插。

(2) 插导尿管时动作应轻巧,以免引起膀胱括约肌痉挛;插入深度应适当,过多可致卷曲或管口上翘。为避免导尿不畅,可在导尿管的尖端两侧各剪一小孔。

(3) 本实验用兔导尿管法,亦可改用"兔输尿管插管法"收集尿量。操作方法为:将兔麻醉后仰卧固定于手术台,下腹部剪毛(或剃毛),常规消毒,在耻骨联合上缘向上沿正中线作约 5 cm 的皮肤切口,再沿腹白线剪开腹部及腹膜,暴露膀胱。

在膀胱底部两侧找出输尿管，轻轻分离一侧输尿管，在其下方穿两根细线，在输尿管靠近膀胱处用一细线结扎。轻轻提起输尿管，在结扎处的上方剪一“V”形小口，然后向肾脏方向插入一细塑料管2～3 cm，并用另一根细线结扎固定。塑料管的另一端连接记滴装置，记录尿液滴数。将腹部切口处合拢，并用生理盐水纱布覆盖切口。待尿滴数稳定后，即可给药观察。

**【思考题】**

(1) 根据实验结果，并结合理论说明利尿药和脱水药的作用机制。
(2) 在临床上以上两种药用于什么疾病？应注意哪些影响因素？

## 实验四十五　氢化可的松对急性关节肿胀的影响

**【实验目的】**

学习蛋清引起大鼠足跖急性炎症的方法，观察氢化可的松的抗炎症渗出作用。

**【实验原理】**

用一定剂量的致炎剂(如新鲜蛋清)，注入大鼠后肢足趾或踝部皮下，造成足趾或关节肿胀，然后测定足趾或关节的周长、厚度或整个足趾、踝关节的容积，比较给药组和对照组足趾或踝关节肿胀抑制率。

氢化可的松为糖皮质激素，能抑制多种原因造成的炎症反应。在炎症初期，能增高血管的紧张性、减轻充血、降低毛细血管的通透性，同时抑制白细胞浸润和吞噬反应，减少各种炎症因子的释放。因此减轻渗出、水肿，从而缓解红、肿、热、痛等症状。故氢化可的松具有强大的抗炎作用。

**【实验对象】**

大鼠，体重为180～220 g。

**【器材与试剂】**

器材：1 mL注射器，电子秤，容积测定装置，软皮尺。
试剂：氢化可的松(5 mg/mL)，新鲜蛋清，生理盐水。

## 【方法与步骤】

### 1. 皮尺测量法

(1) 选体重为 180～220 g 的大鼠 3 只,称重,标记。分为氢化可的松组和生理盐水组。

(2) 用软皮尺测量踝关节的周长,以一踝关节的周长为正常值,以两踝关节周长的差为关节肿胀程度的指标。

(3) 然后各组分别腹腔注射给药(1 mL/100 g 体重)。30 min 后再分别给各鼠左踝关节附近皮下注射新鲜的鸡蛋清 0.1 mL,此后每 20 min 分别测量各鼠踝关节的周长,再计算肿胀百分率。

### 2. 容积测量法

(1) 按图 4.11(a)的装置进行。先将注射器推到 0 点,然后打开活塞 1、2,用肥皂水从玻璃管灌注直至与吸管内液面平行。接着关闭活塞 1。在各鼠准备测量的后肢踝关节桡骨的突起处作一标记,将后肢放入玻璃管内(要求每次放入的深度相同),注射器吸管抽出,使玻璃管内的液面保持在原刻度,关闭活塞 2。取出后肢,打开活塞 1,将注射器内水全部推出,此时吸管内液面上升的高度即为大鼠肢体的容积。再打开活塞 2,使两管液面回到原刻度水平。后肢带走的水分在下次测量前必须补足,其余方法与皮尺测量法相同。

(2) 可按图 4.11(b)装置进行。带测管的玻璃器内盛有一定量的含表面活性剂的液体,液面与测管平齐。当大鼠后肢浸入容器液体内,则升高的液体自测管中溢出。收集记录溢出的液体量,此容积即为后肢的容积。其他与方法 1 类同。

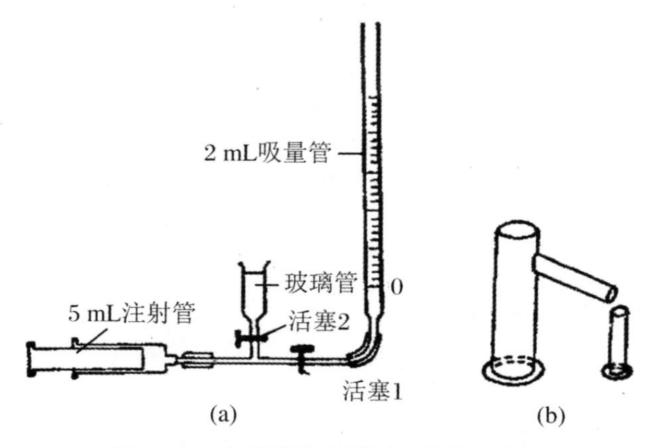


**图 4.11 大鼠肢体容量测定装置示意图**

## 【实验结果】

将实验结果填入表4.14中。

**表4.14 氢化可的松对急性关节肿胀的影响**

| 鼠号 | 体重 | 药物 | 关节周长(mm) | | | | | | 差值(左－右) | 肿胀百分率((左－右)/右×100%) |
|---|---|---|---|---|---|---|---|---|---|---|
| | | | 正常 | 注射蛋清后 | | | | | | |
| | | | | 20 | 40 | 60 | 80 | 100(min) | | |
| 1 | | 氢化可的松 | 左 | | | | | | | |
| | | | 右 | | | | | | | |
| 2 | | 生理盐水 | 左 | | | | | | | |
| | | | 右 | | | | | | | |

## 【注意事项】

(1) 用软皮尺测量踝关节的周长时，要掌握相同的松紧度，否则会明显影响实验结果。

(2) 各鼠左踝关节附近皮下注射新鲜的鸡蛋清时剂量一定要相同，不能外漏。

(3) 在用容积法测量足肿胀体积时，每次测量大鼠的踝关节要用标记笔做标记，每次将大鼠的足放在同一标志线上。

## 【思考题】

(1) 糖皮质激素类的抗炎作用为什么那么强大？阿司匹林与其差异的原因是什么？

(2) 临床上应用激素类抗炎药治疗炎症时应该注意哪些问题？

# 实验四十六 胰岛素的过量反应及其解救

## 【实验目的】

观察胰岛素过量引起低血糖反应的现象及解救方法，验证胰岛素对血糖的影响。

**【实验原理】**

血糖浓度的稳定与否取决于血液中葡萄糖的来源和去路，正常人和动物血糖在体内激素的作用下维持着相对稳定的浓度，并可产生一定的波动，其中可使血糖升高的激素有胰高血糖素、肾上腺素、糖皮质激素、甲状腺素、生长素等，而胰岛素能使血糖降低。

胰岛素是由胰脏内的胰岛 B 细胞受内源性或外源性物质如葡萄糖、乳糖、核糖、精氨酸、胰高血糖素等的刺激而分泌的一种蛋白质激素。胰岛素是机体内唯一降低血糖的激素，同时促进糖原、脂肪、蛋白质的合成。若给正常动物快速注射过量胰岛素，可引起胰岛素性低血糖，血糖迅速下降会使神经组织的正常功能和代谢发生障碍，以至产生惊厥甚至休克。本实验观察使用胰岛素后，生理盐水、肾上腺素及葡萄糖对胰岛素过量引起低血糖反应的影响。

**【实验对象】**

小鼠，体重为 18～22 g，雌雄兼用。

**【器材与试剂】**

器材：电子秤，注射器，小鼠笼。
试剂：胰岛素，肾上腺素，葡萄糖，生理盐水。

**【方法与步骤】**

取禁食、不禁水 24 h 的小鼠 6 只，称重，随机分为甲、乙、丙三组，每组 2 只。三组小鼠均腹腔注射胰岛素 1 U/10 g，注射后将小鼠放置于 30～37 ℃环境中，观察小鼠活动变化。当小鼠发生惊厥时，甲组 2 只小鼠腹腔注射 50%的葡萄糖注射液 1 mL/kg，乙组 2 只小鼠腹腔注射生理盐水 1 mL/kg，丙组 2 只小鼠腹腔注射肾上腺素 0.5 mg/kg，观察并记录 3 组小鼠的反应。

**【实验结果】**

将实验结果填入表 4.15 中。

表 4.15　胰岛素过量反应及其解救

| 组别 | 鼠号 | 体重<br>(g) | 胰岛素剂量<br>(mL) | 低血糖反应 | 解救药物剂量<br>(mL) | 用药后反应 |
| --- | --- | --- | --- | --- | --- | --- |
| | | | | | | |

**【注意事项】**

(1) 注射胰岛素后应仔细观察小鼠出现的抽搐反应,把握解救时机。

(2) 实验小鼠要选用体重为 18～22 g 的,不宜过大或过小。

(3) 配制胰岛素宜用酸性生理盐水溶液(pH 为 2.5～3.5)。

(4) 实验温度:夏季可为室温,冬季可用大烧杯置于水浴锅中并调节温度,避免因环境温度过低导致反应出现较慢。

**【思考题】**

(1) 胰岛素的药理作用和临床用途有哪些?

(2) 胰岛素为何要用酸性溶液配制?

(3) 胰岛素过量会引起什么不良反应,该如何抢救?

(4) 肾上腺素对血糖的影响是什么?

## 实验四十七　氢化可的松对小鼠耳郭毛细血管通透性的影响

**【实验目的】**

了解炎症模型的制备方法,观察糖皮质激素对毛细血管通透性的影响,验证糖皮质激素的抗炎作用。

**【实验原理】**

糖皮质激素具有强大的非特异性抗炎作用,对各种原因引起的炎症及炎症的各期均有抑制作用。炎症早期,糖皮质激素可降低毛细血管通透性,改善炎症红、肿、热、痛等症状。本实验采用致炎物质二甲苯,刺激小鼠耳郭毛细血管扩张,制备炎症模型。通过氢化可的松的应用,与对照组比较,观察伊文斯兰注射后两组小鼠耳郭变蓝的程度,观察氢化可的松对小鼠耳郭二甲苯致炎症的毛细血管通透性的影响。

**【实验对象】**

小鼠,体重为18～22 g,雌雄兼用。

**【器材与试剂】**

器材:小鼠固定器,注射器。
试剂:伊文斯兰,二甲苯,氢化可的松,生理盐水。

**【方法与步骤】**

取小鼠4只,称重,随机分为甲、乙两组,每组2只。甲组皮下注射0.5%氢化可的松(0.1 mL/10 g),乙组皮下注射生理盐水(0.1 mL/10 g);30 min后,两组小鼠尾静脉注射0.5%伊文斯兰生理盐水注射液(0.1 mL/10 g),各鼠右耳郭均匀涂抹二甲苯2滴。15 min后,观察两组小鼠右耳郭变蓝程度有何不同。

**【实验结果】**

将实验结果填入表4.16中。

**表4.16　氢化可的松对小鼠耳郭毛细血管通透性的影响**

| 组别 | 鼠号 | 体重(g) | 给药剂量(mL) | 耳郭变化 |
| --- | --- | --- | --- | --- |
| | | | | |

**【注意事项】**

(1) 二甲苯要均匀涂抹在耳郭上,使之充分布及耳郭内外。

(2) 实验小鼠要选用体重为18～22 g的,不宜过大或过小。

【思考题】

(1) 二甲苯为何会引起毛细血管通透性增加?
(2) 糖皮质激素抗炎作用的机制有哪些方面?

## 实验四十八　糖皮质激素对红细胞膜的稳定作用

【实验目的】

掌握红细胞溶血实验的方法,观察糖皮质激素对红细胞溶血的干预作用,验证糖皮质激素对溶酶体膜的稳定作用。

【实验原理】

糖皮质激素具有抗炎、抗免疫、抗内毒素及抗休克等药理作用,稳定生物膜是其主要机制之一。皂苷可与细胞膜上的胆甾醇形成复合物,导致细胞膜去稳定,细胞溶解,从而引起溶血。糖皮质激素的膜稳定作用可对生物膜起保护作用,从而对抗溶血,进而抑制炎性介质的释放,调节细胞因子,发挥抗炎作用。

【实验对象】

家兔,体重为1.5～3.0 kg。

【器材与试剂】

器材:离心机,注射器,试管,烧杯。
试剂:氢化可的松,生理盐水,4%桔梗煎剂滤液。

【方法与步骤】

取家兔1只,经心室内取血约20 mL,置于盛有玻璃珠的烧杯中,去除纤维蛋白。将去除纤维蛋白的血液收集入离心管中,加入适量生理盐水,混匀后离心,去除上清液,再加入生理盐水,混匀,离心,重复3～4次,直至上清液无色透明。收集红细胞,用生理盐水配成2%红细胞混悬液。取试管3支,各加入2%红细胞悬液3 mL,1号试管加入生理盐水1 mL,2号试管加入生理盐水0.5 mL和桔梗煎剂滤液 0.5 mL,3 号试管加入氢化可的松 0.5 mL 和桔梗煎剂滤液 0.5 mL(具体见表 4.17),摇匀。静置 15 min,观察各管有无溶血反应。

**【实验结果】**

将实验结果填入表 4.17 中。

**表 4.17 糖皮质激素对红细胞膜的稳定作用**

| 试管号 | 2%红细胞悬液(mL) | 生理盐水(mL) | 氢化可的松(mL) | 桔梗煎剂滤液(mL) | 有无溶血反应 |
|---|---|---|---|---|---|
| 1 | 3.0 | 1.0 | — | — | |
| 2 | 3.0 | 0.5 | — | 0.5 | |
| 3 | 3.0 | — | 0.5 | 0.5 | |

**【注意事项】**

(1) 实验前通过预实验测定桔梗煎剂的最低溶血浓度。

(2) 用生理盐水配制不同浓度的桔梗煎剂,2%红细胞悬液,观察 15 min,根据各管情况,找出最低溶血浓度用于正式实验。

**【思考题】**

(1) 桔梗煎剂为何会引起红细胞溶血?

(2) 糖皮质激素抗红细胞溶血的机制是什么?

# 第五章　验证性实验(下)

本章实验为其他系统的药物作用实验。

## 实验四十九　药物的基本作用

**【实验目的】**

(1) 了解药物的兴奋作用和抑制作用,局部作用和吸收作用等。
(2) 观察戊巴比妥钠的抗惊厥作用。

**【实验原理】**

(1) 药物的基本作用:使机体器官原有功能水平提高的作用称为兴奋作用,功能降低的作用称为抑制作用;药物自用药部位进入血液循环称为吸收作用,直接在用药部位产生作用称为局部作用。本实验通过注射普鲁卡因在家兔坐骨神经周围产生局麻作用,观察其局部作用,即为抑制作用;通过普鲁卡因肌内注射观察其吸收作用,即为兴奋作用。
(2) 戊巴比妥钠为中枢神经系统的抑制药物,可对抗肌注普鲁卡因导致的惊厥。

**【实验对象】**

家兔,体重为 1.5～3 kg。

**【器材与试剂】**

器材:5 mL、10 mL 注射器,普通剪。
试剂:5%普鲁卡因溶液,1%戊巴比妥钠溶液。

**【方法与步骤】**

(1) 取家兔1只,称体重。

(2) 先观察家兔的正常活动情况,如四肢站立和行走姿态;并用针刺其后肢,测其有无痛觉反射。然后于一侧坐骨神经周围(使家兔作自然俯卧式,在尾部坐骨嵴与股骨头间摸到一凹陷处)注入5%普鲁卡因溶液1 mL/kg(或50 mg/kg),观察同侧后肢有无运动和感觉障碍;待局部作用明显后(2～3 min),再肌内注射5%普鲁卡因溶液1 mL/kg。待出现中毒症状(惊厥),立即由耳缘静脉缓慢注射1%戊巴比妥钠溶液至肌肉松弛为止(约1 mL/kg)。

**【实验结果】**

将实验结果填入表5.1中。

表5.1 药物的基本作用

| 动物 | 体重(kg) | 项 目 | 家兔活动情况 |
|---|---|---|---|
| 家兔 | | 注射前 | |
| | | 注射在坐骨神经周围 | |
| | | 注射在肌内 | |
| | | 注射戊巴比妥钠后 | |

**【注意事项】**

(1) 测试痛觉反射时,用注射针头刺激后肢踝关节处,刺激强度要适中。

(2) 确定坐骨神经部位时将后肢拉直,在坐骨嵴与股骨头间摸到一凹陷处即是。注射部位尽量靠近股骨头,针尖插到髂骨稍回退一点。

(3) 普鲁卡因注于坐骨神经周围,可产生传导阻滞,剂量过大或误入血管可致中毒,主要表现有中枢先兴奋后抑制,如不安、惊厥、昏迷、呼吸抑制等。

**【思考题】**

(1) 药物的兴奋作用和抑制作用表现有哪些?

(2) 哪些表现是药物的局部作用? 哪些表现是药物的吸收作用?

(3) 普鲁卡因的选择作用表现在哪些方面?

(4) 哪些是治疗作用? 哪些是不良反应?

(5) 有没有观察到药物的拮抗作用? 为什么?

# 实验五十　不同剂量对药物作用的影响（药物的量效关系实验）

## 【实验目的】

观察不同剂量戊巴比妥钠对小鼠作用的差异。

## 【实验原理】

戊巴比妥钠是巴比妥类的镇静催眠药，随着剂量由小到大，中枢抑制作用相继表现为镇静、催眠、抗惊厥和麻醉作用。本实验通过对各鼠腹腔注射不同剂量的戊巴比妥钠溶液，观察不同剂量戊巴比妥钠对小鼠反应的程度和发生快慢等作用的差异。

## 【实验对象】

小鼠，体重为18～22 g。

## 【器材与试剂】

器材：粗天平，1 mL注射器。
试剂：1%、0.6%、0.2%戊巴比妥钠溶液。

## 【方法与步骤】

取小鼠3只，称重、标记。观察各小鼠正常时的活动情况。各鼠经腹腔注射不同剂量的戊巴比妥钠溶液0.2 mL/10 g，分别置于小鼠笼中，密切观察先后出现的反应及各小鼠出现反应的时间（潜伏期）。

## 【实验结果】

将实验结果填入表5.2中。

表 5.2 不同剂量对药物作用的影响

| 鼠号 | 标记 | 体重<br>(g) | 剂量<br>(mg/kg) | 潜伏期<br>(s) | 给药前表现 | 给药后表现 |
|---|---|---|---|---|---|---|
| 1 | | | | | | |
| 2 | | | | | | |
| 3 | | | | | | |

**【注意事项】**

(1) 小鼠对戊巴比妥钠可能出现的反应,要仔细观察。由轻度到重度表现行为:活动增加、呼吸抑制、翻正反射消失、反射亢进、麻醉、死亡等。

(2) 注射给药的剂量一定要准确,腹腔注射不能外漏。

**【思考题】**

(1) 了解药物的剂量和作用的关系对于进行药理学实验和临床用药有何重要意义?

(2) 比较各鼠所出现反应的程度和发生快慢,为什么会出现这种现象?

# 实验五十一 不同给药途径对药物作用的影响

**【实验目的】**

观察不同给药途径对硫酸镁作用的影响。

**【实验原理】**

硫酸镁口服不吸收,在肠腔内形成高渗而减少水分吸收,肠内容积增大,刺激肠壁,导致肠蠕动加快,引起泻下,同时口服还可引起胆总管括约肌松弛,胆囊收缩,产生利胆作用。硫酸镁注射给药,可以抑制中枢神经,同时由于 $Mg^{2+}$ 与 $Ca^{2+}$ 性质相似,可特异性竞争 $Ca^{2+}$ 结合部位,产生抗惊厥作用。

**【实验对象】**

小鼠,体重为18～22 g。

**【器材与试剂】**

器材:电子秤,1 mL注射器,小鼠灌胃针头。
试剂:15%硫酸镁水溶液。

**【方法与步骤】**

取小鼠2只,观察正常状态后称重,标记。一只由腹腔注射15%硫酸镁水溶液0.2 mL/10 g(或3.0 g/kg);另一只用同样剂量的硫酸镁水溶液灌胃。分别置于小笼中,观察两鼠的表现,并记录结果。

**【实验结果】**

将实验结果填入表5.3中。

表5.3　不同给药途径对药物作用的影响

| 鼠号 | 标记 | 体重(g) | 剂量(mL) | 给药途径 | 给药前表现 | 给药后表现 |
|---|---|---|---|---|---|---|
| 1 | | | | | | |
| 2 | | | | | | |

**【注意事项】**

(1) 掌握正确的灌胃操作技术,不要误入气管或插破食管,前者可致窒息,后者可出现如同腹腔注射的吸收症状,重则死亡。

(2) 注射后作用发生较快,需留心观察。

**【思考题】**

(1) 给药途径不同时,药物的作用为什么有的会出现质的差异,有的会出现程度的不同?

(2) 临床上硫酸镁的主要应用有哪些?

# 实验五十二　肝脏功能状态对药物作用的影响

**【实验目的】**

观察肝功能损伤对戊巴比妥钠作用的影响。

**【实验原理】**

本实验通过对正常小鼠和肝功能已破坏的小鼠腹腔注射 0.3%戊巴比妥钠溶液，观察肝功能损伤对戊巴比妥钠作用的影响。

**【实验对象】**

小鼠，体重为 18～22 g。

**【器材与试剂】**

器材：电子秤，1 mL 注射器，小鼠观察木盒或鼠笼。
试剂：5%四氯化碳油溶液，0.3%戊巴比妥钠溶液。

**【方法与步骤】**

取正常小鼠和肝功能已破坏的(实验前 48 h，各鼠皮下注射 5%四氯化碳油溶液 0.1 mL/10 g)小鼠各 2 只，称其体重。分别由腹腔注射 0.3%戊巴比妥钠溶液 0.15 mL/10 g(或 45 mg/kg)，比较小鼠的麻醉时间(以翻正反射消失为指标)。实验结束时将小鼠拉断颈椎处死，剖取肝脏，比较两组动物肝脏外观的不同。

**【实验结果】**

将实验结果填入表 5.4 中。

表 5.4 肝脏功能状态对药物作用的影响

| 组别 | 鼠号 | 体重(g) | 药量(mL) | 潜伏期(s) | 维持时间(min) | 肝脏肉眼观察的外观 |
|---|---|---|---|---|---|---|
| 正常组 | 1 | | | | | |
| | 2 | | | | | |
| 损伤组 | 3 | | | | | |
| | 4 | | | | | |

**【注意事项】**

(1) 如室温在 20 ℃以下,应给麻醉小鼠保暖,否则动物将因体温下降,代谢减慢而不易苏醒。

(2) 四氯化碳是一种肝脏毒物,其中毒动物常作为中毒性肝炎的动物模型,用于观察肝脏功能状态对药物作用的影响及筛选和试验肝脏功能保护药。其油溶液可用植物油配制,亦可用甘油配成 5%的制剂,实验前 24 h 按 0.08 mL/10 g 皮下注射。

(3) 四氯化碳中毒小鼠的肝脏比较肿大,有的充血,有的变成灰黄色,触之有油腻感,其小叶比正常肝脏更清楚。

**【思考题】**

(1) 为什么损害肝脏的小鼠注射戊巴比妥钠后作用时间延长?

(2) 试说明肝脏功能与临床用药的关系。

# 实验五十三 药物作用的个体差异及常态分布规律

**【实验目的】**

了解动物对药物反应的个体差异和常态分布规律。

**【实验对象】**

小鼠,体重为 18～22 g。

**【器材与试剂】**

器材:2 mL 注射器。
试剂:0.3%戊巴比妥钠溶液。

**【方法与步骤】**

将全班各实验小组在实验五十中正常小鼠腹腔注射戊巴比妥钠后翻正反射消失持续时间数据集中,按表5.5进行统计,以了解药物反应的个体差异。

**【实验结果】**

将实验结果填入表5.5中。

**表5.5 药物作用的个体差异及常态分布规律**

| 翻正反射消失持续时间(min) | 30以下 | 31～60 | 61～90 | 91～120 | 121～150 | 151～180 | 180以上 |
| --- | --- | --- | --- | --- | --- | --- | --- |
| 小鼠数(只) | | | | | | | |

以翻正反射消失持续时间组距为横坐标,每个组距内的小鼠数为纵坐标,绘制直方图,观察各组距内的小鼠数是否呈常态分布。

**【注意事项】**

(1) 药物腹腔注射时不能外漏,注射部位要准确。
(2) 在观察翻正反射时的标准要一致。

**【思考题】**

(1) 药物反应的个体差异规律对于判断药理实验和临床上用药治病的结果有何指导意义?

(2) 临床上失眠患者用相同剂量的药物为什么睡眠时间不同?而且长期应用会产生耐受性,为什么?

# 实验五十四　克拉霉素片血药浓度的检测

## 【实验目的】

利用高效液相色谱仪检测血药浓度,观察克拉霉素血药浓度的变化。

## 【实验对象】

犬,体重为8～10 kg。

## 【器材与试剂】

器材:高效液相色谱仪LC-10A;LC-10AD高压输液泵;Shim-pack CLC-ODS(250 mm×4.6 mm,粒度5 μm)分析柱;SPD-10A紫外检测器;CR-7A数据处理机,CTO-10A柱温箱(以上均为日本岛津产品)。色谱条件:流动相:乙腈、甲醇、0.05 mol/L磷酸按44∶20∶36比例,用氨水将pH调到7.2;流速:1.2 mL/min;柱温:55 ℃;紫外检测条件:波长210 nm,灵敏度0.003AUFS。

试剂:克拉霉素片(规格:0.25/片,含量为标示量的99.5%,溶出度合格);克拉霉素对照品(中国药品生物制品鉴定所和连云港制药厂联合提供,含量为98.3%);甲醇,乙腈(色谱纯,山东禹王实业总公司化学试剂厂);磷酸(A. R.北京化工厂);0.6 mol/L氢氧化钠,乙醚,正己烷;蒸馏水均经重蒸馏。

## 【方法与步骤】

### 1. 动物处理

取体重8～10 kg的健康犬2条,禁食、不禁水12 h,受试期间用统一标准餐。用20%乌拉坦麻醉,背位固定,分离股动脉,取血5 mL,做空白血清对照。然后口服克拉霉素片和克拉霉素对照品500 mg,200 mL温开水送服,分别于服药后0.33 h,0.67 h,1 h,1.5 h,2.5 h,3.5 h,5 h,8 h,11 h,15 h各采集静脉血5 mL,所有血样放置后离心,分别取血清。

### 2. 样品的制备与测定

取血清2.0 mL,加0.6 mol/L氢氧化钠100 μL混匀,加乙醚5.0 mL萃取两次,合并两次的有机层,置尖底离心试管中,在40 ℃水浴上空气流吹干,残留物加100 μL溶解剂(甲醇与pH 6.0磷酸盐缓冲液按1∶1),再加1 mL正己烷振荡

1 min,离心5 min,取 50 μL 下层甲醇液进样,按前述色谱条件测定 CLM 的峰面积,以外标法进行定量。

3. **血清与血清加 CLM 色谱图及服药前后的色谱图**

取用药前混合血清 2.0 mL 及加 CLM 标准液的混合血清 2.0 mL,按样品制备项下操作,得色谱图,如图 5.1 所示。另外测得服药前及服药后 2.5 h 和 8 h 的血清样品的色谱图。

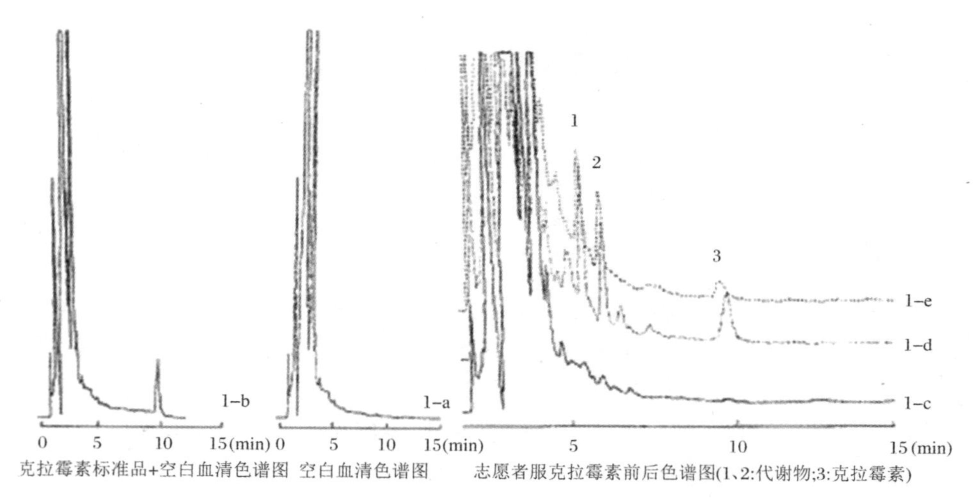


**图 5.1**

4. **标准液与标准曲线**

精密称取 CLM 对照品定量,加甲醇配成 100 μg/mL 的储备液。取不同量储备液,用甲醇配成一系列标准液(2 μg/mL、10 μg/mL、20 μg/mL、30 μg/mL、40 μg/mL、80 μg/mL)。取各标准液 100 μL,加入空白混合血清适量,使成 0.1 μg/mL、0.5 μg/mL、1.0 μg/mL、1.5 μg/mL、2.0 μg/mL、4.0 μg/mL 的血清样品,混匀,以乙醚萃取,以下操作同样品项下,峰面积对浓度作线性回归,得标准曲线。

5. **回收率**

在正常混合血清中,分别加入不同浓度 CLM 标准液适量,使成 0.5 μg/mL、1.5 μg/mL、4.0 μg/mL 的血清样品,每个浓度各 5 份,按样品制备项下处理测定。

6. **方法精密度**

在正常混合血清中,分别加入不同浓度 CLM 标准液适量,使成 0.5 μg/mL、1.5 μg/mL、4.0 μg/mL 的血清样品,按样品制备项下处理,于一日内测定 5 次。另按上述操作,每日处理测定 1 次,连续测定 5 日,得日内和日间差。

### 7. 数据处理

血药浓度-时间资料，用3p87药动学程序，在微机上进行房室拟合，得药动学参数。

## 【实验结果】

### 1. 色谱行为

按本色谱条件，CLM能与血清中其他杂质完全分开，保留时间为8.9 min。

### 2. 标准曲线、线性范围、最低检测限

CLM在0.1～4.0 μg/mL范围内，线性关系良好，浓度与峰面积回归方程为：$A=127980.3c-4536.4$（$r=0.9983$，$n=5$）。最低检出限按信噪比2∶1为20 ng/mL。

### 3. 回收率

进行15次回收率实验，得平均回收率为101.0%，标准差为3.27，见表5.6。

**表5.6　血清中克拉霉素的回收率($n=5$)**

| 加入量(μg/mL) | 回收量(μg/mL) | 回收率 | RSD |
| --- | --- | --- | --- |
| 0.5 | 0.488±0.024 | (97.6±4.77)% | 4.9% |
| 1.5 | 1.562±0.057 | (104.1±3.90)% | 3.7% |
| 4.0 | 4.054±0.203 | (101.4±5.09)% | 5.0% |
| 平均回收率 | | (101.0±3.27)% | |

### 4. 精密度

按本色谱条件，CLM的日内误差RSD<3.92%，日间误差RSD<6.12%，见表5.7。

**表5.7　方法精密度($n=5$)**

| 浓度(μg/mL) | 日内变异 | | 日间变异 | |
| --- | --- | --- | --- | --- |
| | 测得量(μg/mL) | RSD | 测得量(μg/mL) | RSD |
| 0.5 | 0.51±0.02 | 3.92% | 0.49±0.03 | 6.12% |
| 1.5 | 1.46±0.05 | 3.42% | 1.48±0.06 | 4.05% |
| 4.0 | 3.99±0.06 | 1.50% | 3.95±0.14 | 3.54% |

### 5. CLM片剂人体药动学

将实验结果填入表5.8中。

表 5.8 单剂量口服克拉霉素片后不同时间的平均血药浓度

| 时间(h) | 0.33 | 0.67 | 1.0 | 1.5 | 2.5 | 3.5 | 5.0 | 8.0 | 11.0 | 15.0 |
| --- | --- | --- | --- | --- | --- | --- | --- | --- | --- | --- |
| $\bar{x}$(mg/L) | | | | | | | | | | |
| SD | | | | | | | | | | |

【注意事项】

(1) 动物的麻醉要适度,由于实验时间较长,动物可能会苏醒,需要及时补充麻醉药。

(2) 在标准浓度的配置时,一定要准确。

(3) 动物取血时间要掌握好,要准确按设计时间取血。

【思考题】

(1) 血药浓度检测时应注意哪些事项?

(2) 临床进行血药浓度的检测有什么意义?如何做好血药浓度的检测?

# 实验五十五 药物的安全性试验

## 一、药物半数致死量测定

【实验目的】

测定戊巴比妥钠的半数致死量。

【实验对象】

小鼠,体重为18~22 g。

【器材与试剂】

器材:1 mL 注射器,100 mL 量筒,50 mL 烧杯,电子秤。

试剂:3%戊巴比妥钠。

## 【方法与步骤】

### 1. 预试验

以3%的戊巴比妥钠为原液，按2倍稀释原则(即1：2：4：8：…)配成不同浓度的稀释液。取小鼠16～20只，每4只一组，每组按以上不同稀释浓度的溶液腹腔注射，注射容量均为0.2 mL/10 g体重。找出正式试验时的最大死亡剂量(Dm)和最小死亡剂量(Dn)。即引起100%和0%动物死亡的剂量或引起大多数动物死亡和大多数动物存活的两个剂量。

### 2. 正式试验

在预试验找到的Dm和Dn间按等比级数将动物分成3～5个剂量组。每组10只，随机分配。各组按剂量给药，注射容量均为0.2 mL/10 g体重。观察给药后1 h内动物死亡数，并计算各组的死亡率。按简化概率单位法或改进寇氏法计算半数致死量。

## 【实验结果】

### 1. 计算方法

参阅有关半数致死量测定计算方法或使用$LD_{50}$计算软件。

### 2. 报告

被试药物：　　　　　　给药途径：

给药日期和时间：

室温：　℃

动物品种：

$LD_{50}$ =

$LD_{50}$的95%平均可信限=

中毒症状：

报告日期：

## 【注意事项】

(1) 每次实验可根据具体情况采用其他药物代替戊巴比妥钠，如敌百虫、士的宁、普鲁卡因等。

(2) $LD_{50}$可受室温、饥饿或饱食等因素影响，应注意掌握。

(3) 按新药审评办法，给药后应观察时间至少为7 d，并对中毒死亡动物进行肉眼尸检，记录所有病变。

【思考题】

(1) $LD_{50}$的大小与药物的毒性有什么关系?
(2) 做好 $LD_{50}$的关键技术是什么? 如何保障?

## 二、注射剂的热原检查

【实验目的】

学习用家兔检查注射剂内热原的方法和判断标准。

【实验原理】

热原又称为致热原,主要来自细菌的代谢产物。中草药含有有利于细菌生长繁殖的淀粉、糖、蛋白质等成分,如果在提取过程中在空气中暴露的时间过长,则容易被细菌污染而产生热原。

我国药典规定的热原检查法是将一定剂量的供试品静脉注入家兔体内,在规定的时间内,观察家兔体温升高的情况,以决定供试品中所含热原的限度是否符合规定。

【实验对象】

家兔,体重为 1.5~3.0 kg。

【器材与试剂】

器材:兔固定盒,肛门温度计,10 mL 注射器及针头,镊子,酒精棉球和干棉球。
试剂:供试品(25%或 50%葡萄糖注射液或其他注射液),液状石蜡。

【方法与步骤】

**1. 实验前准备**

在做热原检查前 1~2 d,供试家兔应尽可能处于同一温度的环境中。凡未经使用于热原检查的家兔,应在实验前 7 d 内预测体温,进行挑选。于停食 2~3 h 后,用肛温表每隔 1 h 测量肛温 1 次(测温时应尽可能避免对家兔的刺激,温度计插入的深度各兔应相同,一般约 5 cm),共 4 次。4 次体温都在 38~39.6 ℃范围内,且最高最低体温差数不超过 0.4 ℃的家兔方可供试验用。

实验用的注射器、针头及一切与供试品接触的器皿,应置 250 ℃的烘箱中加热

30 min 或在 180 ℃的烘箱中加热 2 h,除去热源。

2. **检查步骤**

实验当日家兔停食 2 h 后,用肛门温度计每隔 30～60 min 测家兔体温 1 次,共 2～3 次,末两次体温之差不得超过 0.2 ℃,即以这两次体温的平均值作为该兔的正常体温。正常体温应在 38.0～39.6 ℃内,各兔间的温差不得超过 1 ℃。取适用的家兔 3 只,在测定其正常温度后 15 min 内,自耳缘静脉缓缓注入预热到 38 ℃规定剂量的供试品溶液 1～2 mL/kg,然后每隔 1 h 按前法测肛温 1 次,共 3 次。以 3 次肛温中最高的一次减去正常肛温,即为该兔肛温的升高度数。

**【实验结果】**

将实验结果填入表 5.9 中。

**表 5.9　注射剂的热原检查**

| 检查日期 | | 室温 | | 检查者 | |
|---|---|---|---|---|---|
| 检查名称 | | 理化性状和含量 | | 批号 | |
| 兔号 | 1 | 2 | 3 | 4 | 5 |
| 体重 | | | | | |
| 第 1 次测量 | | | | | |
| 第 2 次测量 | | | | | |
| 平均体温 | | | | | |
| 注射供试品时间 | | | | | |
| 第 1 次测量 | | | | | |
| 第 2 次测量 | | | | | |
| 第 3 次测量 | | | | | |
| 注射前后温差 | | | | | |
| 结查结论 | | | | | |

**【结果判断】**

(1) 在 3 只家兔中,如果体温升高均在 0.6 ℃以下,并且 3 只家兔的体温升高总数在 1.4 ℃以下,应认为供试品符合规定。

(2) 如 3 只家兔中仅有 1 只体温升高 0.6 ℃或以上,或 3 只家兔体温升高均在 0.6 ℃以下,但总数达到 1.4 ℃或以上,应另取 5 只家兔复试。复试时,在 5 只家兔中,若体温升高 0.6 ℃或以上的兔数不超过 1 只,并且初复试合并 8 只家兔的体温升高度数不超过 3.5 ℃,均应认为供试品符合规定。

(3) 在初试的 3 只家兔中,体温升高 0.6 ℃或以上的家兔数超过 1 只时;或在复试的5只家兔中，体温升高0.6℃或以上兔数超过1只；或在初复试合并8只家兔的体温升高总数超过3.5℃时，均应认为供试品不符合规定。

**【注意事项】**

（1）热原检查法是一种绝对方法，没有标准品同时进行实验比较，是以规定动物发热反应的程度来判断的。影响动物体温变化的因素又较多，因此必须严格按照要求的条件进行实验。

（2）给家兔测温或注射时动作应轻柔，以免引起动物挣扎而使其体温波动。现在已有自动检测、电脑控制的办法，以减少人为误差。

（3）测温时，在肛门温度计的水银头上涂以液状石蜡，轻轻插入肛门5 cm深，测温时间至少1.5 min，每兔各次测温最好用同一温度计，且测温时间相同，以减少误差。

（4）本实验记述的方法主要供教学实验用，其他事项可参阅药典。

（5）也可以在供试品中加入适量伤寒-副伤寒菌苗，或自制的非灭菌葡萄糖液，可观察到阳性结果。

**【思考题】**

（1）热原检查对家兔有何要求？实验中须注意什么？

（2）注射剂为什么要做热原检查？还有哪些方法可以检查热原？

# 实验五十六　药物的配伍禁忌实验

**【实验目的】**

（1）掌握药物配伍禁忌的定义及临床意义。

（2）熟悉两种或两种以上药物配伍时会产生的禁忌。

（3）了解药物配伍后产生的现象。

**【实验原理】**

两种或两种以上的药物配合使用，如发生物理的、化学的、药理的或生物性的变化，使药物的药理作用减弱、抵消或毒性加强，有碍治疗效果，甚至影响患者安全，这些药物就不能配合在一起应用，这称为药物的配伍禁忌。

**【实验对象】**

小鼠,体重为18～22 g。

**【器材与试剂】**

器材:试管,乳钵,移液管,滴管,玻璃棒,试管架,试纸,天平,1 mL注射器。

试剂:水合氯醛,樟脑,液状石蜡,20%磺胺嘧啶钠,5%碳酸氢钠,10%葡萄糖,5%碘酊,2%氢氧化钠,葡萄糖酸钙,10%盐酸,0.1%肾上腺素,3%亚硝酸钠,高锰酸钾,维生素 $B_1$,维生素C,福尔马林,4%硫酸镁,5%氯化钙。

**【方法与步骤】**

**1. 物理性的配伍禁忌**

处方中各种药物配合后,产生外观上变化如分离、析出、潮解、溶化等物理反应,而有效成分未变。

(1) 分离:两种液体互相混合后,不久又分开。

取试管一支加液状石蜡和水各3 mL。互相混合振摇后,静置于试管架上。10 min后,观察分离现象。

(2) 析出:两种液体互相混合后,由于溶媒性质的改变,其中一种药物析出沉淀或使溶液混浊。

取试管一支,先加入樟脑酒精2 mL,然后再加水1 mL,则樟脑以白色沉淀析出。

(3) 液化:两种固体药物混合研磨时,由于形成了低熔点的低溶混合物,熔点下降,而由固态变成液态。

取水合氯醛(熔点57 ℃)和樟脑(熔点171～176 ℃)各3 g混合研磨,产生液化(研磨混合物,熔点为 -60 ℃)。

**2. 化学性配伍禁忌**

处方各成分之间发生化学变化。

(1) 沉淀:两种或两种以上的药物溶液配伍时,由于化学变化而产生沉淀(不溶性盐,或是由难溶性碱/酸制成的盐,因水溶液pH改变而析出原来形式的难溶性的碱或酸)、变色、产气、爆炸等化学反应。

① 取试管一支,分别加入20%磺胺嘧啶钠和5%碳酸氢钠各3 mL,放在试管架上,观察现象。

② 取试管一支,分别加入20%磺胺嘧啶钠2 mL和10%葡萄糖2 mL,然后充分混合,观察现象。

③ 取试管一支,分别加入磺胺嘧啶钠2 mL和维生素 $B_1$ 2 mL,观察现象。

④ 取试管一支,分别加入碳酸氢钠2 mL和葡萄糖酸钙2 mL,充分混合,观察现象。

(2) 产气:药物配伍时,偶尔会发生产气现象,有的导致药物失效或不完全失效。

取一支试管先加入稀盐酸 5 mL,再加入碳酸氢钠 2 g,不久即会见到气体(二氧化碳)产生而逸出。反应式如下:

$$NaHCO_3 + HCl \longrightarrow NaCl + H_2O + CO_2 \uparrow$$

(3) 变色:易氧化药物的水溶液与 pH 较高的其他药物溶液配伍时,容易发生氧化变色现象。

① 取试管一支,分别加入 0.1%肾上腺素 1 mL 和 3%亚硝酸钠 1 mL,观察现象。

② 取试管一支,分别加入 0.1%高锰酸钾 2 mL 和维生素 C 2 mL,观察现象。

③ 取试管一支,分别加入 5%碘酊 2 mL 和 2%氢氧化钠 1 mL,观察现象。

**3. 药理性配伍禁忌**

取一只小鼠,按 0.1 mL/10 g 肌肉注射 4%硫酸镁,待出现肌肉松弛后,立即按 0.08 mL/10 g 腹腔注射 5%氯化钙,观察小鼠反应至小鼠肌肉恢复正常。

**【实验结果】**

将实验结果填入表 5.10 中。

**表 5.10 药物的配伍禁忌实验**

| 现象<br>组别 | 分离 | 析出 | 液化 | 沉淀 | 产气 | 变色 | 动物实验 |
|---|---|---|---|---|---|---|---|
| | | | | | | | |

**【注意事项】**

(1) 有的实验现象消失速度较快,要仔细观察。

(2) 实验中使用的试剂,有些对人体有害,注意做好自我安全防护。

**【思考题】**

(1) 配伍禁忌对临床有哪些意义?

(2) 药物在使用过程中如何防止和利用药物的配伍禁忌?

# 第六章　综合性实验

## 实验五十七　蛙坐骨神经-腓肠肌标本中神经、肌肉兴奋时的电活动和肌肉收缩的综合观察

**【实验目的】**

学习离体标本多参数同步记录的实验方法，理解从神经兴奋开始到肌肉出现收缩所发生的生理事件及相互关系。

**【实验原理】**

一个有效的刺激作用于神经-肌肉标本的神经到引起肌肉的收缩是一个极其复杂的生命过程。在神经-肌肉标本中经历了兴奋在神经纤维上的产生、传导，兴奋在神经-肌肉接头处的传递，肌细胞兴奋的产生、兴奋的传导、兴奋-收缩耦联及肌丝相对滑行等一系列生理过程。这些活动过程的关系如何，过去是很难展现和理解的，现在有了计算机生物信号采集处理系统，它不仅让我们能很好地观察这些过程，而且还可以进一步研究不同条件下它们变化的规律。

**【实验对象】**

蛙或蟾蜍。

**【仪器与试剂】**

仪器：坐骨神经-腓肠肌标本屏蔽盒（可将蛙肌槽改装，加以屏避），带电极的接线和用棉花做成的引导电极，计算机生物信号采集处理系统，普通剪刀，手术剪，眼科镊（或尖头无齿镊），金属探针（解剖针），玻璃分针，蛙板（或玻璃板），蛙钉，细线，培养皿，滴管，双凹夹，培养皿，滤纸片。

试剂:任氏液,高渗甘油。

**【方法与步骤】**

(1) 坐骨神经-腓肠肌标本的制备:见实验一。

(2) 标本、仪器的连接:将标本的股骨固定在标本盒的股骨固定孔内。腓肠肌跟腱结扎线固定在张力换能器的弹簧片上。坐骨神经干置于刺激电极、接地电极和记录电极上,棉花引导电极放置在腓肠肌上,接触良好。生物信号采集处理系统的第1通道与神经干动作电位引导电极连接;第2通道与腓肠肌动作电位引导电极连接;第3通道与换能器连接。系统的刺激输出与标本盒上的刺激电极相连。调节机械换能器高低,使肌肉的长度约为原长度的1.2倍,稳定后开始实验。

打开计算机生物信号采集处理系统,电刺激可采用单刺激或连续刺激(频率为30 Hz),刺激波宽为0.05 ms,根据需要选取刺激强度。各通道的增益视信号的大小而定。

(3) 观察腓肠肌的单收缩:用一个阈上刺激刺激坐骨神经,观察神经动作电位、腓肠肌动作电位和腓肠肌收缩曲线之间的关系。

(4) 改变单个阈上刺激强度,观察上述各项记录指标。

(5) 固定阈上刺激的强度,改变刺激频率,观察肌肉的单收缩、不完全强直和完全强直收缩时的上述各项记录指标。

(6) 观察兴奋收缩耦联现象:用0.5~1/s的连续刺激刺激坐骨神经,将吸有甘油的棉片盖在腓肠肌上,每隔30 s刺激坐骨神经一次。观察经过几分钟后,只出现动作电位而不出现腓肠肌收缩。

**【实验结果】**

列表比较实验结果并分析。

**【注意事项】**

(1) 制备标本时要防止损伤神经和肌肉组织,实验中要保持标本的湿润,以维持其兴奋性。

(2) 仪器要求良好接地,防止干扰。

**【思考题】**

(1) 肌肉兴奋时的电活动是什么原因,为什么?

(2) 兴奋收缩耦联现象是如何产生的?临床上有何意义?

# 实验五十八　急性失血性休克动物模型的制备及对家兔动脉血压和尿生成的影响

## 【实验目的】

(1) 学习家兔急性失血性休克模型建立的方法。
(2) 观察某些因素对动脉血压和尿生成的影响。

## 【实验原理】

动脉血压的影响因素很多,均是通过影响心输出量、外周阻力、循环血量等而起作用的。快速失血时失血量超过总血量的20%,即可引起失血性休克,多见于失血、失液或烧伤等。血量减少导致静脉回流不足,心输出量下降,血压下降,由于减压反射受到抑制,交感神经兴奋,外周血管收缩,组织灌流量进一步减少。休克时由于肾灌流不足,很容易发生少尿等改变,引起肾衰竭。对于失血性休克,补充血容量是提高心输出量和改善组织灌流的根本措施。在补充血容量的基础上,选用相应的药物(如缩血管药物:去甲肾上腺素)可使休克得到有效的改善。

## 【实验对象】

家兔,体重为2.5～3.0 kg。

## 【器材与试剂】

器材:手术台,常用哺乳类动物手术器械,生物信号采集处理系统,血压换能器,动脉插管,动脉夹,玻璃分针,小烧杯,膀胱插管,静脉输液针头,2 mL、20 mL及50 mL注射器。

试剂:25%氨基甲酸乙酯,肝素生理盐水溶液(100 U/mL),生理盐水,去甲肾上腺素(1∶10000),肾上腺素(1∶10000),多巴胺。

## 【方法与步骤】

(1) 取家兔一只,用25%氨基甲酸乙酯(按4 mL/kg)沿耳缘静脉注射。麻醉后,背位固定于手术台上,剪去颈部和下腹部的被毛。沿颈部正中线切开皮肤,分离出左侧颈总动脉。在其下穿两根线备用。手术完毕后，用蘸温热生理盐水的纱布覆盖创面。

(2) 切开腹股沟部皮肤，分离一侧股动脉，穿线备用。

(3) 在下腹部耻骨联合前正中线作长约 4 cm 的皮肤切口，沿腹白线切开腹壁，用手轻轻将膀胱移出腹腔外以蘸温热生理盐水的纱布垫上，便可以进行插管。

(4) 膀胱插管：进行插管前亦应先认清膀胱和输尿管的解剖部位。用线结扎膀胱颈部，以阻断同尿道的通路。然后在膀胱顶部选择血管较少处，在其中央沿纵向剪一小切口，插入已预先注满清水的膀胱插管，用线结扎切口并固定插管。插管口最好正对输尿管在膀胱的入口处，但不要紧贴膀胱后壁而堵塞输尿管。手术完毕后，用蘸温热生理盐水的纱布覆盖腹部创口。

(5) 自耳缘静脉注入肝素生理盐水溶液抗凝血。股动脉内插入充满肝素生理盐水溶液并带有三通针头的细塑料管，结扎固定。

(6) 在左侧颈总动脉插入充满肝素生理盐水的动脉插管(参见动脉血压调节实验)，连接至血压换能器，换能器连接到生物信号采集处理系统的输入端，进行血压记录。

**【观察项目】**

实验观察待血压和尿量稳定后，即可进行下列各项实验观察。每项实验开始时，都应先记录一段血压曲线和尿量作为对照；然后进行注射，并连续记录和观察，至效应明显和恢复过程。

**1. 记录结果**

记录动脉血压曲线和基础尿量(滴/分)。

**2. 急性失血性休克模型建立**

打开三通管放血于小烧杯中，使动脉血压缓慢下降至 5.32 kPa(40 mmHg)水平时停止放血，观察和记录血压和尿量变化。

**3. 实验分组**

(1) 对照组。

维持动脉血压于 5.32 kPa(40 mmHg)水平 60 min 后，从耳缘静脉用注射器回输余血，5 min 内输完。输完 30 min 后观察和记录血压和尿量变化。

(2) 生理盐水扩容组。

维持动脉血压于 5.32 kPa(40 mmHg)水平 60 min 后，从耳缘静脉用注射器回输余血和生理盐水(按 15 mL/kg)，5 min 内输完。输完 30 min 后观察并记录血压和尿量变化。

(3) 药物组。

① 去甲肾上腺素组：维持动脉血压于5.32 kPa(40 mmHg)水平60 min后，从耳缘静脉用注射器回输余血和含去甲肾上腺素(0.25 mg/kg)的生理盐水(按15 mL/kg)，10 min内输完。输完30 min后观察并记录血压和尿量变化。

② 肾上腺素组：维持动脉血压于5.32 kPa(40 mmHg)水平60 min后，从耳缘静脉用注射器回输余血和含有肾上腺素(按0.25 mg/kg)的生理盐水(按15 mL/kg)，10 min内输完。输完30 min后观察并记录血压和尿量变化。

③ 多巴胺组：维持动脉血压于5.32 kPa(40 mmHg)水平60 min后，从耳缘静脉用注射器回输余血和含有多巴胺(按0.2 mg/kg)的生理盐水(按15 mL/kg)，10 min内输完。输完30 min后观察并记录血压和尿量变化。

**【实验结果】**

仔细记录实验结果并列表比较和分析。

**【注意事项】**

(1) 实验前给兔多喂青菜，或用导尿管向兔胃中灌入40～50 mL清水，以增加其基础尿流量。

(2) 实验中需多次进行耳缘静脉注射，注射时应从耳缘静脉远端开始，逐步移近耳根。手术的创口不宜过大，防止动物的体温下降，影响实验。

(3) 每项实验前均应有对照数据和记录，原则上是前一项效应基本消失，尿量和血压基本恢复到正常水平后再进行下一项实验。

**【思考题】**

(1) 大量失血为什么会引起血压下降？

(2) 大量失血后尿量会产生什么变化？试叙述其机制。

(3) 试叙述各组实验的产生结果及其机制。

## 实验五十九　预处理对大鼠心肌缺血-再灌注损伤的影响

**【实验目的】**

(1) 学习大鼠心肌缺血-再灌注模型建立的方法。

(2) 观察和比较缺血预处理及腺苷预处理两种不同的预处理方法对大鼠心肌缺血-再灌注损伤的保护作用。

**【实验原理】**

腺苷作为心肌细胞的能量代谢产物,可在缺血预处理时发挥保护心脏的作用,这可能与腺苷可解除血管痉挛、减轻血小板聚集等作用有关。缺血预处理是指在心肌经受长时间缺血之前,给予反复多次的短时缺血-再灌注,从而可提高心肌对缺血的耐受性。氧自由基大量生成是心肌缺血-再灌注损伤的主要原因之一,大量的氧自由基可使生物膜结构受损、细胞内酶大量释放、心肌水肿、线粒体功能出现障碍。丙二醛(MDA)是氧自由基产生的脂质过氧化物的中间代谢产物,常作为反映氧自由基生成和造成膜损害的指标;超氧化物酶(SOD)是心肌清除氧自由基所必需的酶,其活性反映缺血-再灌注心肌抗氧化作用的程度。本实验采用缺血及静脉给予腺苷两种方法对心肌进行预处理,以比较两种方法对心肌缺血-再灌注损伤的保护效应。

**【实验对象】**

雄性 SD 大鼠,体重为 200~250 g。

**【器材与试剂】**

器材:大鼠手术台,哺乳类手术器械,1 mL、5 mL 注射器,聚乙烯管,多媒体生物信号记录分析系统,HX-200 小动物呼吸机,分光光度计,MDA、SOD 检测试剂盒。

试剂:20%氨基甲酸乙酯,1.9%生理盐水。

**【方法与步骤】**

(1) 取 200~250 g 雄性 SD 大鼠 8 只,随机分为 4 组,每组 2 只;称重,腹腔注射 20%乌拉坦(按 5 mL/kg)麻醉,背位固定。

(2) 将针型电极插入肢体皮下,连接多媒体生物信号记录分析系统。

(3) 用标准Ⅱ导联描记一段正常心电图。

(4) 分离气管,并行气管插管,连接微型动物呼吸机支持呼吸,行正压人工呼吸(潮气量 12~15 mL/次,频率 50 次/min)。

(5) 直接缺血-再灌注组:经胸骨左缘 2~4 肋开胸,剪开心包,暴露心脏及左室表面血管,在距左心耳下缘 2~3 mm 处进针,无损伤丝线穿过心肌表层在肺动脉圆锥旁出针,在结扎线两端分别套入丝线环作为再灌注拉线,收紧结扎线(结扎时只打一个单结，以便再灌注时松开此结）造成心肌缺血（线下衬以直径约 3 mm 的聚乙烯管，以保证阻断血流，同时也保护心肌组织），牵拉再灌注拉线使结扎线放松，即再灌注。缺血 30 min，再灌注 120 min。

(6) 腺苷预处理组：在行缺血-再灌注前 30 min，经股静脉注入腺苷溶液（40 μg/(kg · min)）。

(7) 缺血预处理组：缺血 5 min，再灌注 5 min，如此重复 4 次。间隔 5 min 后，处理同缺血-再灌注组。

(8) 对照组：仅做相应假手术，即只穿线不结扎。

**【观察项目】**

(1) 记录各组大鼠标准Ⅱ导联心电图，观察心律失常出现的频率。

(2) 各组大鼠股动脉取血 5 mL，离心取上清液，测定血清中 MDA、SOD 含量。

**【实验结果】**

仔细记录实验结果，并列表分析。

**【注意事项】**

(1) 心律失常发生情况：缺血预处理组及腺苷预处理组心律失常发生率均低于直接缺血-再灌注组。

(2) 血清中 MDA、SOD 含量变化：缺血预处理组及腺苷预处理组的 MDA 含量均低于直接缺血-再灌注组，而 SOD 含量均高于直接缺血-再灌注组。

(3) 缺血预处理及腺苷预处理组之间心律失常发生的频率，MDA、SOD 含量的差异有多种可能。

**【思考题】**

(1) 心肌缺血-再灌注模型复制的关键技术是什么？

(2) 心肌缺血-再灌注为什么会引起心肌的损伤？

# 实验六十　新药的一般性药理学实验

**【实验目的】**

(1) 进一步全面了解新药对机体各方面的影响，发现有意义的作用或潜在的危害性，以便做到物尽其用，提高疗效或扩大适应证。

（2）发现可能发生的毒副作用，避免或减少临床应用过程中产生的不良反应或揭示用药注意事项。

**【实验原理】**

新药的一般药理学研究是指对新药主要药效学作用以外的广泛的药理作用的研究。观察内容应尽可能广泛些，至少包括神经系统、心血管系统、呼吸系统三个方面。

**【实验对象】**

小鼠、大鼠、犬、猫等。

**【器材与试剂】**

器材：注射器，灌胃针头，粗天平，BL-420 生物信号采集系统，自主活动记录仪，心电图仪，气管插管等。

试剂：戊巴比妥钠，供试品。

**【方法与步骤】**

**1. 神经系统**

（1）直接观察给药后动物一般行为表现、姿态、步态，有无流涎、肌颤及瞳孔变化。

（2）在自主活动仪中测定给药前后的动物的自主活动情况，并分析可能对主要药效学的影响。

**2. 心血管、呼吸系统**

（1）试验装置的准备：将动脉导管与血压换能器相连，通过三通开关用肝素溶液充灌血压换能器和动脉导管，排尽血压换能器和动脉导管中的气泡，然后关闭三通开关备用。血压换能器连接在 BL-420 生物信号采集系统上。

（2）手术准备：取体重为 8.0～10.0 kg 的犬，用 40 mg/kg 的戊巴比妥钠麻醉，仰卧固定在手术台上。剃去颈部的毛，沿正中线切开颈部，暴露出气管，在气管下方穿一细线备用，剪开气管插入气管插管，用备用线固定。分离一侧颈总动脉，在颈总动脉下穿两根细线备用，一根在尽可能靠近头部处结扎，另一根备用固定血管插管。用动脉夹在尽可能靠近心脏端夹闭动脉，用眼科剪刀切一小口，以准备插管。将充满肝素溶液的塑料导管插入动脉，直至动脉夹。将备用线打一松结，然后用左手指捏住动脉和心导管，右手慢慢松开动脉夹，立即将导管缓缓向动脉腔推进，扎紧细线固定导管。并在犬的剑突处穿一细线，连接张力换能器。

（3）通过 BL-420 生物信号采集系统，测量犬的血压、呼吸频率，同时用心电图测量犬的心电变化。

**【实验结果】**

仔细记录实验结果，列表总结并分析。

**【思考题】**

（1）新药的一般性药理学研究包括哪些类别的实验？

（2）一般性药理学的神经系统实验可以设计哪些实验内容？

# 实验六十一 家兔急性肾衰竭模型的复制

**【实验目的】**

（1）复制中毒性急性肾衰竭的动物模型。

（2）观察汞中毒家兔的一般状态、尿的变化、血尿素氮水平以了解肾脏功能情况，并肉眼观察肾脏形态改变。

（3）根据实验结果，判断、分析及讨论急性肾衰竭的发病机制。

**【实验原理】**

用氯化高汞致使动物肾小管变性坏死，得到急性中毒性肾功能不全的动物模型。观测动物血清尿素氮浓度、尿蛋白定性及酚红（PSP）排泄率等指标的变化，以了解肾小球及肾小管的功能状况，进而根据各实验检测指标，讨论分析急性肾衰的可能发病机制。

**【实验对象】**

家兔，体重为 1.5～3.0 kg。

**【器材与试剂】**

器材：离心机，光电比色计，水浴锅，试管，滴管，吸管，试管夹，酒精灯，试管架，手术器械一套。

试剂：1%氯化高汞($HgCl_2$)溶液，25%氨基甲酸乙酯，5%葡萄糖，标准尿素氮溶液(1 mL 相当于 0.025 mg)，二乙酰一肟-氨硫脲(DAM-TSc)液，酸混合液，5%醋酸溶液，尿素氮标准液Ⅱ，6 mg/mL 酚红。

**【方法与步骤】**

(1) 取两只家兔，一只为正常对照兔，另一只为中毒实验兔。于实验前一天称重后，实验兔皮下或肌内注射1% $HgCl_2$(按 1.5～1.7 mL/kg，一次注射)，造成急性中毒性肾病，备用。对照兔则在相同部位注射同量的生理盐水，作为对照备用。两兔实验前均少喂蔬菜。

(2) 实验时取家兔称重后仰卧固定于兔台上，25%氨基甲酸乙酯(按 4 mL/kg)耳缘注射麻醉。从兔耳缘静脉缓慢输注 5%葡萄糖液(按 20～50 mL/kg)，以便于增加尿液。

(3) 下腹部剪毛，在耻骨联合上 1.5 cm 处向头端做正中切口约长 4 cm，分离皮下组织，沿腹白线切开腹膜，暴露出膀胱，并将膀胱翻向体外，在膀胱底部找到并分离两侧输尿管(动作要轻柔，避免损伤输尿管)。在两侧输尿管下方穿一根线，利用此线在膀胱根部进行结扎，防止试验过程中产生的尿液流失，然后将膀胱内尿液抽出，做尿蛋白定性检查。

(4) 当尿液抽完后，于兔耳缘静脉注射酚红 0.5 mL，1 h 后再从膀胱内抽尽尿液，做兔酚红排泄实验。

(5) 做颈总动脉分离术，插管，抽血做血清尿素氮测定。

(6) 最后将中毒家兔及对照兔一并杀死，取出肾脏，观察并比较两只家兔肾脏，如体积大小、色泽等。

**【参考资料】**

**1. 尿蛋白定性检查**

取正常及中毒兔尿液各 2～3 mL 分别放入试管中，以试管夹夹住试管，在酒精灯上加热至沸腾(试管口不要对着人，小心加热，切勿让试管内尿液溢出)。若有混浊，加入 5%醋酸 3～5 滴，再煮沸。若尿变清，则是尿内尿酸盐所致；若混浊仍存在，则表示尿中含有蛋白，根据尿混浊程度可按下面的标准判定结果：

“-”表示尿液清晰不是混浊；

“+”表示尿液出现轻度白色混浊(含蛋白质 0.01%～0.05%)；

“++”表示尿液稀薄乳样混浊(含蛋白质 0.05%～0.2%)；

“+++”表示尿液混浊或有少量絮片存在(含蛋白质 0.2%～0.5%)；

“++++”表示尿液出现絮状混浊(含蛋白质>0.5%)。

### 2. 血清尿素氮测定

血清尿素氮测定如表 6.1 所示。

表 6.1　血清尿素测定

| 试剂 | 测定管 A | 测定管 B | 标准管 | 空白管 |
|---|---|---|---|---|
| 血清 | 0.02 | 0.02 | | |
| 水 | 0.5 | 0.5 | 0.1 | 0.5 |
| 标准应用液 | | | 0.4 | |
| 二乙酰一肟-氨硫脲 | 0.5 | 0.5 | 0.5 | 0.5 |
| 酸混合液 | 4.0 | 4.0 | 4.0 | 4.0 |

注:测定管 A 为正常家兔血清;测定管 B 为中毒家兔血清。

(1) 原理:血液和尿中的尿素在强酸条件下与二乙酰一肟-氨硫脲煮沸,生成红色复合物(二嗪衍生物)。

(2) 正常及中毒家兔颈动脉取血 5 mL,沉淀、离心 5 min(2000 r/min)。分离血清,用血色素管将血清吸出,放入测定管 A 或 B。

(3) 操作方法:按上表顺序加入血清及各种试剂混匀后,置沸水浴锅中准确煮沸 10 min,冷却 3 min 后比色,用 520 nm 波长比色,以空白管调零(或用蒸馏水作空白调零)。

(4) 计算。

### 3. 酚红排泄试验(PSP 试验)

(1) 从兔耳缘静脉准确快速注入酚红溶液 0.5 mL(6 mg/mL)并计时,记录 60 min尿量。

(2) 将 60 min 尿液置于 500 mL 量筒内,加入 10%氢氧化钠 10 mL,加水至 500 mL,搅拌均匀后从中取出 10 mL 尿液置于试管中与标准管比色,记录尿液中的酚红排泄率。

## 【实验结果】

将实验结果列表并总结分析。

## 【注意事项】

(1) 测定尿素氮时一定要按顺序加入血清及各种试剂,切忌先加入各种试剂后再加入血清。

(2) 加入试剂之后,不超过 1～2 min,即应放入沸水浴中。

(3) 煮沸及冷却时间应准确,否则颜色反应消退。

(4) 正常家兔血清尿素氮为 14～20 mg/dL，急性汞中毒性肾病家兔血清尿素氮约为正常值的 1～2 倍。

(5) 从耳缘静脉注入酚红溶液，量要准确，也可以在从耳缘静脉推注 5%葡萄糖溶液过程中推注酚红。

**【思考题】**

(1) 家兔急性肾衰竭模型的复制的关键点是什么？
(2) 急性肾衰竭临床有哪些表现，用药原则是什么？
(3) 产生急性肾衰的原因有哪些，如何防范？

# 实验六十二　氨在肝性脑病发病机制中的作用

**【实验目的】**

(1) 复制急性肝功能不全模型。
(2) 探讨氨在肝性脑病发病机制中的作用。

**【实验原理】**

急性肝功能不全时血氨升高是肝性脑病发生发展的主要原因之一。本实验采用动物肝大部结扎造成急性肝功能不全模型，再经十二指肠插管灌注复方氯化铵溶液，可引起血氨迅速升高，使动物出现震颤、抽搐和昏迷等肝性脑病的症状。

**【实验对象】**

家兔，体重为 2～2.5 kg。

**【器材与试剂】**

器材：动物手术器械，兔实验台，5 mL、10 mL、50 mL 注射器，塑料导管，线。

试剂：1%普鲁卡因，复方氯化铵溶液（氯化铵 25 g、碳酸氢钠 15 g，以 5%的葡萄糖溶液稀释至 1000 mL），生理盐水。

**【方法与步骤】**

(1) 取健康成年家兔一只，称重后仰卧固定于兔实验台上，剪去上腹部正中被毛，用1%普鲁卡因作局部浸润麻醉。

(2) 作腹部正中切口：从胸骨剑突下作长6～8 cm的上腹正中切口，沿腹白线打开腹腔。

(3) 游离肝脏：暴露出肝脏，左手食指和中指在镰状韧带两侧将肝脏往下压，右手持剪刀剪断肝与横隔之间的镰状韧带，再将肝叶上翻，剥离肝胃韧带，使肝叶完全游离。

(4) 结扎大部分肝叶：辨明肝脏各叶，用粗线沿肝左外叶、左中叶、右中叶和方形叶之根部围绕一周并结扎，可见结扎肝叶变成暗褐色(保留右外叶及尾状叶)。

(5) 十二指肠插管：沿胃幽门向下找出十二指肠，用小圆缝合针作荷包缝合，然后在荷包中央剪一小口，将细塑料管插入十二指肠腔内约4 cm，收缩荷包结扎固定，再将肠管回纳腹腔，保留插管另一端于腹外以连接注射器。

(6) 关腹：以皮肤钳对合夹住腹壁切口，关闭腹腔，盐水纱布覆盖切口。

(7) 观察并记录兔的呼吸，角膜反射，瞳孔大小、对疼痛刺激的反应及肌张力等情况。

(8) 注射复方氯化铵，造成血氨升高：从十二指肠腔插管注射2.5%复方氯化铵5 mL，每隔5 min一次。

(9) 仔细观察动物一般情况和对刺激反应的变化，注意有无反应性增高，肌肉痉挛。若出现全身性抽搐，记录从肠腔给药至出现大抽搐的时间及氯化铵总用量。

**【观察指标】**

观察并记录兔的呼吸、角膜反射、瞳孔大小、对疼痛刺激的反应及肌张力等情况，并记录出现各种变化的时间及氯化铵总用量。

**【实验结果】**

将实验结果列表并总结分析。

**【注意事项】**

(1) 剪镰状韧带时勿损伤膈肌和血管。
(2) 游离肝脏时动作宜轻，以免肝叶破裂出血，结扎线应扎于肝叶根部。
(3) 十二指肠插管不要插向胃的方向，氯化铵溶液切勿注入腹腔。

**【思考题】**

(1) 肝性脑病的氨中毒学说的基本观点是什么？
(2) 用什么方法可降低血氨？

# 第七章　开放性实验

## 实验六十三　交叉配血实验

**【实验目的】**

(1) 学习交叉配血检测方法。
(2) 加深理解输血前认真进行血型鉴定和交叉配血试验的意义。

**【实验原理】**

在血型确定后，临床输血时尚需将同型血进行交叉配血，如无凝集现象，才能进行输血。交叉配血试验是将供血者的红细胞与受血者的血清混合(称为交叉配血试验的主侧)，再将供血者的血清和受血者的红细胞混合(称为交叉配血试验的次侧)。若主侧、次侧均无凝集，称完全配合，可安全输血。如主侧不凝，次侧凝，有条件时最好换一个血再做交叉配血，无条件换血则只能少量、缓慢输血。如主侧凝集，则绝对不能输血。

**【实验对象】**

正常人。

**【器材与试剂】**

器材：一次性采血针，干棉球塑料试管，牙签，离心机，显微镜。
试剂：75%酒精，碘酒。

**【方法与步骤】**

1. 玻片法
(1) 选取 2 名 ABO 血型相同的受试者，确定一名为受血者，一名为供血者。

(2) 用碘酒或酒精消毒皮肤，用消毒的干燥注射器分别抽取供血者、受血者静脉血各 2 mL，将其中 1～2 滴加入装有 1 mL 生理盐水的小试管中制成红细胞悬液，其余血液装入另一小试管中，待其凝固后离心析出血清备用。在试管上标上供血者、受血者标记。

(3) 在玻片两端分别标上“主”“次”字样，在主侧分别加上供血者红细胞悬液和受血者血清各 1 滴，在次侧分别滴加供血者血清和受血者红细胞悬液各 1 滴，分别用牙签混合。15 min 后观察结果，如两侧均无凝集表示配血相合。

**2. 试管法**

取试管 2 支，分别标上“主”“次”字样，按玻片法加入相应内容，混匀后离心 1 min(1000 r/min)，取出观察结果。

**【观察指标】**

观察比较玻璃片上有无颗粒状的红细胞凝集现象发生，根据现象判断结果。

**【实验结果】**

仔细观察实验结果，并进行分析。

**【注意事项】**

(1) 吸红细胞悬液的滴管切勿混用，搅拌用的牙签用后即弃，不得互相污染或混淆使用。

(2) 红细胞悬液和标准血清须新鲜，否则易出现假阳性反应(凝集)。

(3) 红细胞悬液不能太淡，否则可能出现假阴性反应。

(4) 凝集出现时间长短与红细胞膜上的凝集原数量有关，如与基因组合状况有关，同是 A 型，但基因型的 AA 型比 AO 型的 A 型凝集原多，因而凝集现象出现快。肉眼难以辨别凝集的应在显微镜下观察。

**【思考题】**

(1) 如无标准血清，仅知某人的血型是 A 型或 B 型，可否利用这一条件鉴定一未知血型?

(2) 为什么在血型相同的人之间进行输血，也要进行交叉配血试验?

(3) 同一个供血者和受血者，第二次输血时还要做交叉配血试验吗?

# 实验六十四　人体心电图的描记和分析

**【实验目的】**

（1）学习心电图机的使用方法和心电图波形的测量方法。
（2）了解人体正常心电图各波的波形及其生理意义。

**【实验原理】**

心脏在收缩之前，首先发生电位变化。心电变化由心脏的起搏点窦房结开始，经特殊传导系统最后到达心室肌，引起心肌的收缩。心脏犹如一个悬浮于容积导体中的发电机，其综合性电位变化可通过容积导体传播到人体的表面，并为体表电极所接收。经心电图机的放大和记录，成为心电图。心电图对心脏起搏点、传导功能的判断和分析，以及心律失常、房室肥大、心肌损伤的诊断具有重要价值。

**【实验对象】**

正常人。

**【器材与试剂】**

器材：心电图机，诊断床，耦合剂，圆规，棉球。
试剂：75%酒精。

**【方法与步骤】**

**1. 心电图的描记**

（1）接好心电图机的电源线、地线和导联线。接通电源，预热3～5 min。

（2）受试者安静仰卧，全身肌肉放松。在准备安放电极的部位先用酒精棉球脱脂，再涂上导电糊，以减小皮肤电阻。电极应安放在肌肉较少的部位，一般两臂应在腕关节上方（屈侧）约3 cm处，两腿应在小腿下段内踝上方约3 cm处。

（3）连接导联线：按所用心电图机的规定，正确连接导联线。一般以不同颜色的导联线插头与身体相应部位的电极连接。上肢：左黄、右红；下肢：左绿、右黑。

常用胸部电极的位置有 6 个，如图 7.1 所示。

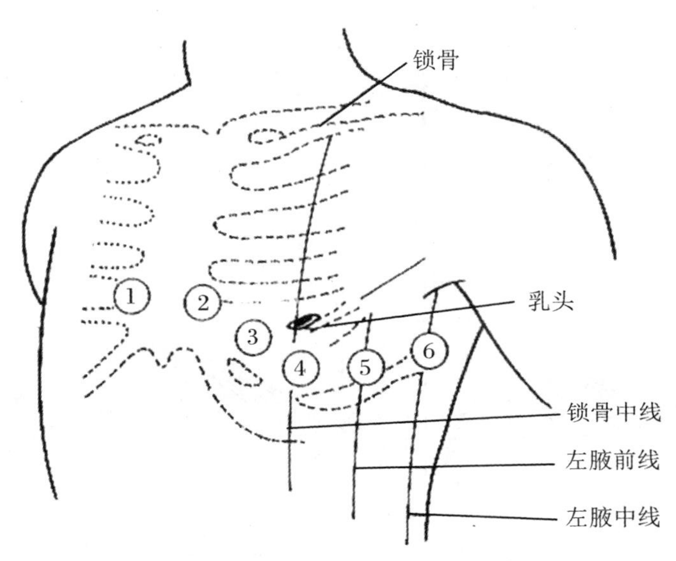


**图 7.1　心前区导联的电极安置部位示意图**

(4) 心电图机定标：使 1 mV 标准电压推动描笔向上移动 10 mm，然后依次打开导联开关，记录Ⅰ、Ⅱ、Ⅲ、aVR、aVL、aVF、$V_1$、$V_3$、$V_5$ 等 9 个导联的心电图。

注意：在变换导联时，必须先将输入开关关上，待变换后再打开。每换一个导联，均须观察基线是否平稳及有无干扰。如基线不稳定或有干扰存在，须在调整或排除后再行记录。

(5) 取下心电图记录纸，记下导联、受试者姓名、年龄、性别及实验日期，并进行分析。

**2. 心电图的分析**

(1) 波幅和时间的测量：心电图纸（图 7.2）上有水平线和垂直线组成的大、小方格，细线小方格每边为 1 mm，粗线大方格每边为 5 mm，用以计算心电图波形的时间和波幅电压的大小。垂直线之间的距离代表时间，水平线之间的距离代表电压。

波幅：电压标准一般情况下，在记录心电图之前需外加一个定标电压，把这个定标电压调节为 1 mV 对应 10 mm（10 小格），即 1 mm 对应 0.1 mV。测量波幅时，凡向上的波形，其波幅沿基线的上缘量至波峰顶点；凡向下的波形，其波幅应从基线的下缘量至波峰的底点。

时间：时间标准心电图机的走纸速度有两种：25 mm/s 与 50 mm/s。其常规速度为 25 mm/s，故每小格为 0.04 s，每大格为 0.2 s。

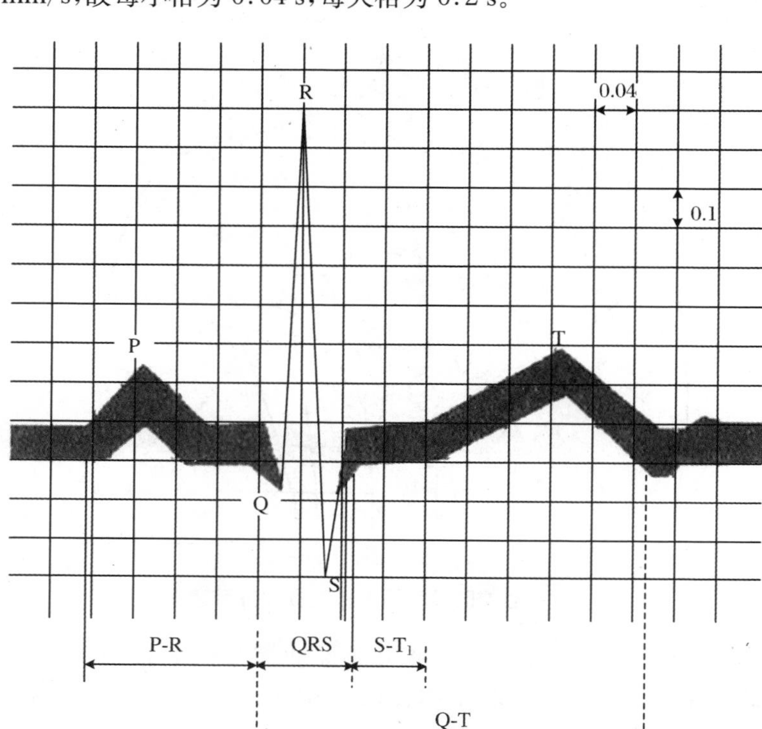


**图 7.2 正常人典型体表心电图示意图**

（2）波形的辨认和分析。

心电图各波形的分析：在心电图记录纸上辨认出 P 波、QRS 波群和 T 波，并根据各波的起点确定 P-R 间期和 Q-T 间期。测量Ⅱ导联的 P 波、QRS 波群、T 波的时间和电压，并测量 P-R 间期和 Q-T 间期的时间。测量波宽时，从该波的一侧内缘量至另一侧的内缘。

心率的测定有两种方法：① 数 30 个大方格（每大格 0.2 s，共 6 s）中 R 波或 P 波的数目，乘以 10，即得每分钟的心率数（心室率或心房率）；② 测量若干个（5 个以上）R-R 间期（或 P-P 间期），求其平均值，代入下列公式：

$$心率 = \frac{60}{平均\ R\text{-}R(或\ P\text{-}P)间期(s)}$$

心律的分析：窦性心律特点为 P 波在Ⅱ导联中直立，aVR 导联中倒置；P-R 间期在 0.12 s 以上。如果心电图中的最大 P-P 间期和最小的 P-P 间期时间相差 0.12 s以上，称为窦性心律不齐。

**【实验结果】**

仔细观察，记录实验结果并分析。

**【注意事项】**

（1）描记心电图时，受试者静卧，全身肌肉放松。
（2）室内温度应在22℃时为宜，避免低温干扰。
（3）电极和皮肤应紧密接触，防止干扰和基线漂移。

**【思考题】**

（1）说明心电图各波的生理意义。如果P-R间期延长而超过正常值，说明什么问题？
（2）P-R间期与Q-T间期的正常值与心率有什么关系？
（3）R-R间期不等超过一定数值时，心脏发生了何种疾患？

# 实验六十五　蟾蜍舌的微循环的观察

**【实验目的】**

学习观察微循环的基本实验方法；观察小动脉、毛细血管和小静脉的血流特点及某些化学物质对微循环血管舒缩活动的影响。

**【实验原理】**

微循环中，微动脉内血流速度快，呈轴流现象，即血细胞在血管中央流动；微静脉内血流慢，无轴流现象；而毛细血管管径细小，血细胞只能单个通过，能看到单个血细胞流动情况。微循环血管细微，不能用肉眼直接观察，用显微镜可直接观察蟾蜍舌微循环的血管结构特征及血流特点。

**【实验对象】**

蟾蜍或蛙。

**【器材与试剂】**

器材：蛙类手术器械，数码显微镜，玻璃罩，小烧杯。

试剂：任氏液，20%氨基甲酸乙酯或乙醚，1∶10000 肾上腺素，1∶10000 乙酰胆碱。

【方法与步骤】

（1）麻醉和固定：取蟾蜍，在皮下淋巴囊注射 20%氨基甲酸乙酯（按 12.5 mL/kg），或直接在玻璃罩内用乙醚麻醉，仰卧位固定于蛙板上。

（2）蟾蜍舌的固定：将蟾蜍的舌拉出，用大头针在舌的边缘呈放射状固定到蛙板上。

（3）观察实验结果：在数码显微镜下，观察蟾蜍舌的微循环。

【观察指标】

（1）在低倍镜下观察蟾蜍的微循环：在低倍镜下微动脉、微静脉可根据血流方向、血流速度和血管壁的结构加以区别。微动脉管壁较厚，管径较细，血流速度较快，呈现轴流现象，而且随心脏搏动忽快忽慢，在分支处血液从较粗动脉流向较细动脉。微静脉正好相反，管壁稍薄，管径较粗，血流速度较慢，无搏动，流速均匀，有分支处血流自较小静脉汇聚于较大静脉（图 7.3）。

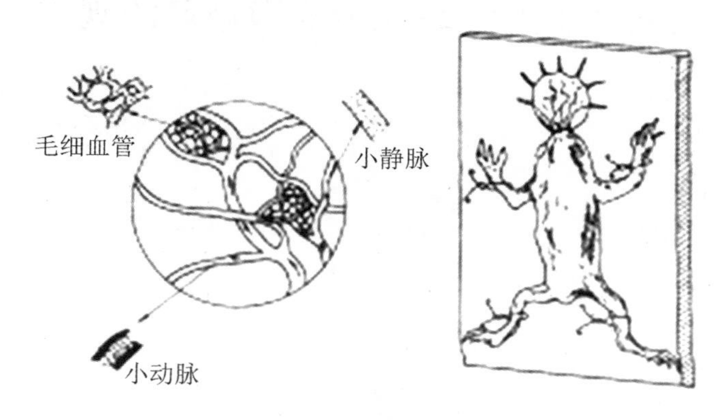


图 7.3 蟾蜍舌微循环的观察示意图

（2）在低倍镜下观察毛细血管：毛细血管管壁极薄，管径很细，血流速度很慢。红细胞流经最细的毛细血管时，需改变形状才能通过。

由于毛细血管有开放和关闭功能，故可见某些血管会时而出现，时而消失。

（3）肾上腺素的作用：在蟾蜍舌上滴一滴 1∶10000 肾上腺素，观察微循环中哪些血管的口径发生变化，视野中毛细血管的数目有何变化。用任氏液冲洗，观察其恢复情况。

（4）乙酰胆碱的作用：在蟾蜍舌上滴一滴 1∶10000 乙酰胆碱，观察微循环中哪些血管的口径发生变化，视野中毛细血管的数目有何变化。用任氏液冲洗，观察其恢复情况。

**【实验结果】**

仔细观察，记录结果并分析。

**【注意事项】**

(1) 固定蟾蜍舌时，不要固定得太紧，以免因张力太大，影响微循环中的血液循环。

(2) 实验中应经常向蟾蜍舌上滴加少量任氏液，以防止舌面干燥。

(3) 实验中切勿使各种溶液沾污显微镜镜头。

**【思考题】**

(1) 何谓微循环？典型的微循环有哪些组成部分？分几条通路？

(2) 如何在显微镜下区分微动脉、微静脉和毛细血管？

(3) 舌面上滴加肾上腺素或乙酰胆碱后，微循环会发生什么变化？为什么？

## 实验六十六　大鼠脑电波记录和分析实验

**【实验目的】**

(1) 观察脑细胞集群的放电现象。

(2) 加深认识各种脑电波的波形和生理意义。

(3) 了解脑细胞自发放电的记录方法。

**【实验原理】**

脑电图反映了脑细胞的自发电活动，体现了皮层神经元群突触后的总和电位变化，是无数神经元群兴奋-抑制的综合。这是由大脑皮层神经元自身特点决定的。脑电图可以客观反映睡眠各阶段的情况，能有效地反映睡眠质量。应用慢性埋置电极检测动物皮层脑电信号，可分析不同条件下自由活动动物的睡眠变化。利用这种在体动物实验方法，通过分析处理脑电信号，可以获得药物睡眠或生理睡眠过程中睡眠各参数的变化值，从而较深入地了解药物作用效果，研究药物作用机制。

**【实验对象】**

大鼠,体重为180～220 g。

**【器材与试剂】**

器材:脑立体定位仪,BL-420生理信号采集系统,哺乳动物手术器械(包括手术刀、手术剪、眼科剪、止血钳、镊子),Sleepsign分析软件,牙科水泥。

试剂:戊巴比妥钠,双氧水(过氧化氢)。

**【方法与步骤】**

(1) 麻醉大鼠:用戊巴比妥钠(40 mg/kg)经腹腔注射麻醉。

(2) 头部手术:将头部固定于脑立体定位仪上,无菌手术暴露颅骨,双氧水清洁颅骨表面。在冠状缝前1 mm及人字缝前1 mm与颅骨中线两侧旁开1 mm交叉点处分别安装铜质螺丝钉,深度以穿透颅骨刚接触硬脑膜为宜,用于记录皮层脑电活动。在双侧颈肌内插入银丝电极用于记录肌电活动。插管与记录电极均以牙科水泥固定于颅骨上,并将引导脑电和肌电的电极通过导线连接到微型插座上。

(3) 术后恢复:大鼠术后置于隔音、自动控制光照的记录室中饲养1周。

(4) 多导睡眠描计方法:记录电极通过微型插座连接到自由活动装置上,并通过导线连接至16导生理信号记录仪上,并同步记录脑电和肌电活动。记录过程中保持动物活动自由,不受限制。记录前1 d进行连接以适应记录状态。每次描记均从9:00开始,连续记录10 h。

(5) 数据分析:以10 s为一分段时间,睡眠-觉醒周期分为3期:① 觉醒(wake,W)期,以额-顶叶引导出低幅快波脑电和明显的肌电活动为特征;② 非快速眼动(non-rapid eye movement,NREM)睡眠期,以睡眠梭形波和高幅慢波为特征,肌电活动明显减少;③ 快速眼动(rapid eye movement,REM)睡眠期,以低幅快波为特征,除偶尔有肌肉抽动外,无明显肌电活动。总睡眠时间(total sleep time,TST)为NREM和REM之和。

**【实验结果】**

仔细观察,将实验结果列表并分析。

**【注意事项】**

(1) 动物麻醉不宜过浅,以免动物躁动,产生肌电干扰。

(2) 颅骨钻穿透颅骨刚接触硬脑膜为宜。

(3) 术后恢复至少饲养1周，且要置于隔音、自动控制光照的记录室中。

**【思考题】**

(1) 如何从大鼠的脑电图上，分析出动物是处于觉醒期、非快速眼动睡眠期还是快速眼动睡眠期？

(2) 要做好该实验，在实验中应注意哪些重要环节？

# 实验六十七　家兔膈神经放电记录和分析

**【实验目的】**

(1) 观察与呼吸运动节律同步的膈神经集群的放电现象。

(2) 加深认识呼吸中枢的节律性兴奋的传出途径。

(3) 了解传出神经自发放电的记录方法。

**【实验原理】**

脑干呼吸中枢发放的节律性冲动通过支配呼吸肌的膈神经和肋间神经引起膈肌和肋间肌的节律性舒缩活动，从而引起节律性的呼吸运动。体内外各种刺激对呼吸运动的影响能从引导膈神经传出纤维的放电活动上反映出来。因此，膈神经放电常作为观测呼吸运动的一个指标。

**【实验对象】**

家兔，体重为1.5～3.0 kg。

**【器材与试剂】**

器材：生物信号采集处理系统，呼吸换能器，哺乳动物手术器械(包括手术刀、粗剪、手术剪、眼科剪、止血钳、镊子)，气管插管，引导电极及固定架，玻璃分针，10 mL及20 mL注射器各一支。

试剂：25%氨基甲酸乙酯溶液，5%尼克刹米溶液，生理盐水，液状石蜡。

**【方法与步骤】**

(1) 动物称重后按5 mL/kg体重的剂量于耳缘静脉注射25%氨基甲酸乙酯溶

液。注意麻醉剂不宜过量，注射速度不宜过快，且注意家兔的呼吸频率。

(2) 将家兔仰卧放于兔台上，先用四根绳子一端打好扣结缚扎于四肢踝关节的上方，将绳子拉紧并缚于兔台的铁柱上，再用一根棉绳钩住兔的门齿，将兔头固定在铁杆上。剪去颈部手术野兔毛，从甲状软骨沿正中线向下做 5～6 cm 的皮肤切口至胸骨上缘，行气管插管。

(3) 分离膈神经：在颈外静脉和胸锁乳突肌之间向纵深分离，直至气管旁可见到较粗的臂丛神经向后外方向行走。膈神经较细，紧靠臂丛内侧向后内侧行走，在臂丛腹面横过形成交叉。认清膈神经后，用玻璃分针将膈神经向上分离出 1～2 cm 穿线备用。用血管钳把神经周围的皮肤提起做成人工皮兜，向皮兜内注入 37.5 ℃的液状石蜡，浸泡神经，防止神经干燥和保持温度。用玻璃分针仔细分离膈神经后，将其悬挂于引导电极上并固定电极。连接呼吸换能器。

(4) 分离两侧迷走神经穿线备用。

(5) 将两对引导电极连接生物信号采集处理系统的两个通道，记录膈神经放电波形及动物呼吸运动。

(6) 打开计算机，启动生物信号采集处理系统。

(7) 点击菜单“实验/常用生理学实验”，选择“膈神经放电”。

(8) 观察正常呼吸运动与膈神经放电间的关系。

(9) 吸入气中 $CO_2$ 浓度增加对膈神经放电的影响：将连有胶管的气管插管入气端与气瓶排气管平行放入一烧杯中，打开气阀调节流量，使家兔吸入高浓度 $CO_2$，观察膈神经放电及呼吸运动变化。

(10) 增大无效腔对呼吸运动的影响：在气管插管入气端连接一长 50 cm 的胶管增大无效腔，观察对膈神经放电及呼吸运动的影响。

(11) 尼克刹米对膈神经放电的影响：由耳缘静脉注入 5% 尼克刹米溶液 1 mL，观察膈神经放电及呼吸运动变化。

(12) 迷走神经对膈神经放电的影响：先切断一侧迷走神经，观察膈神经放电及呼吸运动有何变化，再切断另一侧迷走神经，观察膈神经放电及呼吸运动有何变化。

**【实验结果】**

仔细观察，将实验结果列表并分析。

**【注意事项】**

(1) 动物麻醉不宜过浅，以免动物躁动，产生肌电干扰。

(2) 分离膈神经时应轻柔、干净，避免过度牵拉神经。

(3) 每项观察内容结束后，必须待膈神经放电与呼吸运动恢复正常再进行下一步操作。

(4) 保证良好接地，动物颈部皮肤也要接地。

**【思考题】**

(1) 膈神经放电与呼吸间有何关系？

(2) 切断一侧及双侧迷走神经后膈神经放电有何变化？为什么？

(3) 吸入高浓度 $CO_2$ 后，膈神经放电有何变化？为什么？

(4) 静脉注入尼克刹米后，膈神经放电有何变化？为什么？

(5) 增大无效腔对膈神经放电有何影响？为什么？

# 第八章　设计性实验的基本知识

创新型人才培养体系下，在医学生培养的基础阶段，全面做好传授知识、培养综合能力及创新能力，是实验课程体系改革的任务。机能学实验在验证性和综合性实验的基础上，鼓励学生开展开放性、设计性实验，是学生初步了解科学研究的基本程序和方法，通过自主开放性实验设计（包括大胆设计，写出具体实验方案，进行预实验和正式实验，对实验结果进行分析讨论，完成实验论文），训练、培养创造性思维和应用已知规律解决实际问题的能力，来探索和研究未知世界，为学生将来成为创新型医学人才奠定坚实的基础。

## 第一节　实验设计

实验设计是以概率论和数理统计为理论基础，经济科学地安排实验。换句话说，就是根据对事物的认识来提出某一问题，再经过查阅文献，总结别人的成果，进行逻辑推理，形成自己的有科学依据的设想和假设。同时，在此基础上再设计出一套证明该设想的技术路线，并选择合适的实验方法，安排实验步骤，然后进行实验观察和资料累积，经过数据处理和统计分析，最后得出结论来验证当初的设想和假说。具体来说包括：问题的提出、假说的形成，实验内容和方法的确定，实验准备、预实验，正式实验研究，实验结果的整理分析，总结得出结论，完成论文的写作等一系列内容。

### 一、选题的原则

选题是实验研究的第一步，也是科研工作中的战略性决策，它决定了整个实验研究的意义与成败。一个好的选题应该符合 4 个基本原则，即科学性、创新性、实用性和可行性。

**1. 科学性**

科学性即客观真理性或真实性，指任何选题应有充分的科学依据，这是一项科学研究成果是否成立的最根本、最首要的标准。选题的科学性是建立在对国内外研究现状和发展趋势了解的基础上的，不能凭空臆测、脱离科学规律做无根据的胡思乱想。

**2. 创新性**

创新性是指发现新的规律和现象，提出新见解、新技术、新方法和新理论，或是对原有的规律、手段、技术或方法进行改进，这里强调一下不是模仿、重复和抄袭，它是科学研究的灵魂。

**3. 实用性**

实用性是指选题要有明确的目的和意义，应明确、具体地提出要解决什么问题，它有什么明确的理论或实际意义。没有实际用途的研究，即使有结果，也没有价值和生命力。

**4. 可行性**

可行性是指实验具备可完成和实施的条件，包括实验室的条件、经费，研究者自身的研究能力、研究经验、学术水平、技术水平，以及合理的知识与技术结构队伍、前期工作积累等。

## 二、实验设计的三大要素

**1. 实验对象**

机能学实验对象是实验动物，既可以是整体实验动物，也可以是器官、组织、细胞、血清等生物材料。实验动物是指供研究使用的，有明确生物学特征，遗传和微生物背景清楚的实验用动物。选择适当的实验动物对实验成功有重要意义，不同实验需要选择相应的实验对象。

实验动物的选择一般遵循以下要求：选用与人类具有某些相似性的实验动物，即实验动物的某些生物学特征要接近人类；选用种属及其解剖、生理、生化特点符合实验要求，且适合复制稳定、可靠的疾病模型的实验动物；选用标准化实验动物，即在微生物学、遗传学、环境和营养等方面均符合研究要求和控制标准的实验动物；选用与实验要求相适应的实验动物规格，如年龄、体重和性别的选择；选用经济节约又容易获得的实验动物，如非人灵长类动物虽然与人最为相似，但数量稀少且价格昂贵，所以尽量选择实用可行的中、小动物（如家兔、大鼠、小鼠）。同时，还应根据实验要求对实验动物的遗传学背景、微生物学背景、饲料和饲养环境等进行针对性的选择。

**2. 处理因素**

处理因素是指研究者人为地对实验对象施加处理因素，观察处理因素对实验对象产生的作用，是实验研究的主要内容。医学实验研究中对实验对象施加处理因素的目的主要有两方面：一是复制人类疾病的动物模型，观察疾病的发生、发展过程，研究其发病机制；二是进行实验性治疗，观察药物或其他治疗手段的影响。

处理因素可以是物理因素，如电刺激、温度、射线、创伤、手术等；也可以是化学因素，如药物、毒物、营养物、缺氧等；还可以是生物因素，如细菌、病毒、真菌等。处理因素选择是否得当是实验研究能否达到预期结果的关键。

**3. 实验效应**

实验效应是反映实验对象在经过处理因素作用前后发生的变化，是研究结果的最终体现。实验效应一般需要通过相应的客观或主观、计量或计数指标体现出来，这些指标统称为实验指标，即指在实验中用于反映实验对象某些可被仪器检测或被实验者感知的特征或现象，是所发生现象的标志。应用一些好的实验指标是体现实验先进性和创新性的重要环节。根据实验效应的判断形式，可将实验指标分为主观指标和客观指标；根据实验效应的表现形式，又可将实验指标分为计量指标、计数指标和等级资料。

实验指标的选择应遵循以下原则：

(1) 特异性，指标应能特异性、针对性地反映某一特定现象的本质，而不与其他现象相混淆，即必须与研究目的具有本质联系，且能确切反映处理因素的效应。

(2) 客观性，应尽可能选用仪器测量出来的具体数字或图形的客观指标，如血压、心率、呼吸、张力、心脑电图、血液检测等，避免使用乏力、苍白、饥饿、心悸、好转等症状、感受或研究者目测的主观指标，以减少心理状态、暗示作用等主观因素干扰造成的较大误差。

(3) 灵敏度，指标反映处理因素带来的微量变化的灵敏程度，它是由实验方法和仪器的灵敏度共同决定的，即能正确反映的数量级或水平越小，则越灵敏。

(4) 精确度，包括两层含义，即准确度和精密度。准确度是指观察值与其真实值的接近程度，主要受系统误差的影响，精密度是指重复测定的集中程度，即重复观察时观察值与其均值的接近程度，其差值属随机误差。指标的精确度与检测指标的方法、仪器、试剂及实验条件有关。

(5) 重现性，指在相同条件下所测指标的结果可以重现。重现性高的指标一般认为误差较小，能较真实地反映实际情况。

(6) 可行性，指实验者的技术水平和实验室设备条件可以完成测定。

## 三、实验设计的三大原则

为了避免和减少实验误差，以较少的实验对象取得可靠的实验结果，实验设计必须遵循对照、随机和重复三大原则。

**1. 对照原则**

对照原则是实验设计的首要原则。对照即指在实验中设置与实验组相互比较的组别，通过对比发现实验指标的特异性变化。

对照原则中有两个重要的概念，即阴性对照和阳性对照。这两个概念是针对"预期结果"而说的，凡是肯定出现预期结果的组，即为阳性对照组；凡是肯定不会出现预期结果的组，即为阴性对照组。实验中，如果阳性对照组出现了结果，而实验组未出现变化，则实验观察的处理因素无该作用；而如果实验组、阳性对照组均未出现相应的变化，则应考虑选择的动物是否对该处理因素敏感，或实验方法中的某些环节不恰当，应对实验方案进行调整；阴性对照组则可以发现是否有自发的现象存在，以便在结果分析时排除自发因素的影响。

对照有多种形式，可根据不同的实验目的和要求加以选择。常见的对照形式如下：空白对照、假处理对照、安慰剂对照、标准对照（或称阳性对照）、自身对照（或称同体对照）、相互对照（或称组间对照）、模型对照、历史对照（或称资料对照）、溶剂对照等，但并非每项实验都会用到上述所有对照，而应视具体情况决定。

**2. 随机原则**

随机是使符合实验条件的各实验对象从总体样本中被抽取的机会均等、被分配到各组的机会均等、接受处理的先后机会也均等，以分别保证所抽取样本的代表性、各组间的可比性和消除不同步的实验顺序所产生的偏差。

随机不是随意，随机的手段有很多种，如抽签、抛硬币、模球、随机数字表、计算器等，详见统计学书籍。研究者可视具体情况而定。

**3. 重复原则**

重复是指实验应能在相同条件下多次重现出来，不单是实验者自己，更重要的是其他人也能够重现实验结果。除随机抽样外，重复实验是保证实验结果可靠的另一重要措施，是实验设计的另一基本原则。这是由于实验动物有个体差异等原因，一次的实验结果不够确实可靠，需要多次重复，才能获得可靠的结果。重复原则包括两层含义：一是重复数，即实验中必须有足够的样本数或例数；二是重现性，即要使实验结果可靠，实验就必须能多次重现，避免偶然性，突出其必然规律。

另外，除上述三大原则外，实验设计还应遵守均衡原则，即实验组与对照组除了处理因素不同外，非处理因素基本一致。均衡是处理因素具有可比性的基础，主要从以下几方面来控制干扰因素，使其趋于一致：① 动物应在品系、体重、年龄、性别、饲料和饲养方式等方面一致；② 仪器及其使用应在种类、厂家、型号、灵敏度、精确度、零点漂移、电压稳定性、操作步骤和熟练程度等方面一致；③ 药物应在厂商、批号、纯度、剂型、剂量、给药途径、注射量和速度、酸碱度、温度和给药顺序等方面一致;④ 环境应在温度、气压、湿度、季节乃至时间等方面一致。事实上,完全一致和绝对均衡是不可能的,但应做到尽可能的一致和均衡,这主要通过前文介绍的"随机化"来完成。

## 四、实验设计的基本程序

实验研究有一定的基本程序,大致可分为3个阶段:① 确定题目,提出假说;② 设计实验,验证假说;③ 整理数据,分析总结。具体地说,应该包括立题、实验方案设计、实验和观察、实验结果的处理和分析及得出研究结论。

**1. 立题**

立题是确定所要研究的课题,是研究设计的前提,决定研究方向和内容,包括选题和建立假说。选题过程中要查阅大量的文献和实验资料,以掌握国、内外的研究动态,详细了解他人对拟选课题已做的工作、取得的结果和尚未解决的问题。只有在充分了解拟选课题目前的研究进展和动向的前提下,对现有资料综合分析后,才能找出所要探索研究课题的关键所在,提出合理并有创新性的构思或假说。

**2. 实验方案设计**

确定选题,明确实验目的后,就要设计周密具体的实验方案和计划,包括选择实验对象,确定样本例数,确定分组方法,确定处理因素,进行统计学设计,设计实验方法与步骤,确定观察指标及测定方法,并且拟定结果的统计分析方法。为了在实验全程中有清晰明了的主线,建议给整个实验设计描绘流程图。

良好的实验设计,其目标就是用较少的人力、物力和时间,以最小的代价,最大限度地获得较为可靠的、科学性强的结果;把误差降至最低程度;还要以较少的实验做较多的处理因素,达到高效的目的。

**3. 实验和观察**

正式实验之前要做好实验准备,包括理论准备和实施准备,通过预实验对实验进行"预演",检查准备工作是否充分,并熟悉实验操作,检验实验方法是否切实可行,实验指标是否稳定可靠,还要初步了解实验结果与预期结果的距离。根据预实验的结果,调整改进实验方案,从而为正式实验提供经验,进行补充和修正。实验操作过程中要注意非处理因素的均衡原则,如尽量由同一人或操作技术熟练程度一致的实验者完成实验操作,再如环境的温度、气压、湿度、季节乃至时间,还有给药顺序等;应严谨、细致地观察实验中出现的结果;实验原始记录应及时、完整、准确和整洁,禁止涂改。不能用整理后的记录代替原始记录,要保持记录的原始性和真实性。

**4. 实验结果的处理和分析**

实验结果的处理就是要把实验数据统计分析,归纳出有规律的信息,进而推出带有普遍意义的结论。概括地说，处理实验结果的任务就是“分析样本，推论总体，透过偶然，找出规律”。在分析和判断实验结果时，决不能带有偏见，对数据任意取舍，必须实事求是，绝不可强求结果服从自己的假说，而应该根据结果去修正假说，使假说上升为理论。

具体统计分析方法的选择请参阅统计学相关书籍。

**5. 得出研究结论**

经过前面的一系列过程后，就可对实验研究做出最后的总结，即得出结论。结论就是要回答当初所建立的假说是否正确，当初提出的问题是否得到了解答。事实上，研究结论是从实验结果中概括或归纳出来的实事求是、严谨、精练而明确的判断。

## 第二节　撰写研究报告

学生在完成实验后，应该及时对实验结果进行科学的整理和统计分析，得出结论，并撰写出完整的研究报告或研究论文。研究报告或研究论文的基本格式如下：

**1. 论文题目**

用最简练的文字概括本研究的主题，一般限定在25字以下。

**2. 中英文摘要**

分为目的、方法、结果、结论4个部分，简要介绍所做的实验内容。

**3. 关键词**

列举3～5个能体现本实验主题的标准词语。

**4. 前言**

简要说明研究背景与目的、意义，以及拟解决的关键问题。一般在400字左右。

**5. 材料与方法**

简要说明实验所用到的实验动物及分组、药品与试剂、主要检测指标及检测方法、数据处理及统计学方法等。

**6. 结果**

客观地把实验结果描述出来，实验数据可以用三线表或图的形式体现出来。进行过统计学处理的数据，必须在表或图中显示统计学检验的显著性差异水平。

**7. 结论**

针对实验结果进行科学的分析、推理，并与现有文献报道的结果比较，得出科学的结论。

**8. 参考文献**

依据文中出现的次序，对引用的参考文献在文中相应部位进行编号，并在本部分按同样序号列举所引用的参考文献。一般选用近5年的研究文献。

## 第三节　学生自主设计机能学实验需注意的问题

在机能学实验中，学生自主设计实验的目的在于启发学生应用已学过及掌握的相关学科的理论知识和机能学实验知识、技能，经过逻辑推理，拟出在课程时间范围内的、实际条件允许的、主要以动物为对象的实验方法，去解决某一实际问题，培养开拓创新的能力。通过查阅文献资料，进行实验设计，自己动手准备实验，操作实验，并对实验结果进行记录、处理、统计分析，得出结论，直到最后撰写出实验报告或论文。学生可以初步了解科研实验的基本要求和一般程序，为今后的科研实践打下坚实的基础。

对在校学生而言，由于各种条件的限制，选题范围不宜太宽，条件要求不宜太高。主要应围绕生理学、药理学和病理生理学所学的理论知识和相关文献，在教师的指导下进行。例如对原有实验方法的改进、建立新的动物模型复制方法、研究某种药物的作用机制等。

除了参考前面提到的实验设计原则和方法外，还需注意以下几点：

（1）目的明确：通过实验要解决的问题必须明确。

（2）切实可行：实验对象常选用易得的实验动物，如兔、大鼠、小鼠和蛙。实验器材、药品和仪器等应简易价廉。

（3）处理合理：疾病模型的复制要合理恰当，施加的处理因素应容易实施，处理方法要明确详细。

（4）分组得当：注意实验组和对照组都要设立。随机分组方法得当，且每组要有一定的数量。

（5）指标可靠：选择易观察、易客观记录、重复性好、得出的结果和结论能说明问题的实验指标。

## 第四节　可供参考的设计性实验内容

可供参考的设计性实验研究方向包括：

(1) 探索建立新的动物模型。

(2) 改进传统的实验方法。

(3) 研究新药或某种药物新的治疗作用或者毒副作用。

(4) 探讨某种新的神经、体液调节因素等病理生理机制。

可供参考的设计性实验项目，例如：

(1) 中药对阿尔茨海默病(AD)大白鼠学习记忆能力的影响。

(2) 中药对大鼠心肌缺血损伤的影响。

(3) 不同浓度的二氧化碳对家兔血压及呼吸功能的影响。

(4) 中药对家兔小肠平滑肌收缩的影响。

(5) 某新型血管活性物质对蛙心脏收缩活动的影响。

(6) 某新型麻醉药对蛙坐骨神经动作电位产生及传导的影响。

(7) 中药对糖尿病模型大鼠血糖的影响。

(8) 细胞凋亡参与心肌缺血模型大鼠心脏功能调节的机制。

# 附　　表

**附表 1　常用非挥发性麻醉药的剂量**

| 药物及常用的溶液浓度 | 剂量(mg/kg) | | | | | | | |
|---|---|---|---|---|---|---|---|---|
| | 蛙 | 小白鼠 | 大白鼠 | 豚鼠 | 家兔 | 猫 | 犬 | 鸡 |
| 乌拉坦(20%～25%) | 100(淋巴囊) | 1000～1500(ip) | 1000～1500(ip) | 1000～1500(ip) | 1000～1200(iv) | 1000～1500(ip) | 1200～1500(ip) | |
| 戊巴比妥钠(1%～4%) | | 45～50(ip) | 40～50(ip) | 40～50(ip) | 25～30(iv) 30～40(iv) | 30～40(ip) | 25～30(iv) 30～40(ip) | 40～50(im) |
| 硫喷妥钠(2%～4%) | | | | | 20～30(iv) | 30～50(ip) | 20～30(ip) | |
| 苯巴比妥钠(10%) | | | | | | 140～160(ip) | 90～120(iv) | 200(im) |
| 氯醛糖+乌拉坦(混合溶液含氯醛糖1%、乌拉坦7%) | | | | | 氯醛糖65+乌拉坦450(iv或ip) | 氯醛糖65+乌拉坦450(ip) | | |
| 氯醛糖(1%) | | | 5.5(ip) | | 60～80(iv) | 40～80(iv) | 60(iv) | |

**附表 2　人和动物按体表面积折算的等效剂量比率表**

| | 小白鼠 20 g | 大白鼠 200 g | 豚鼠 400 g | 兔 1.5 kg | 猫 2.0 kg | 猴 4.0 kg | 犬 12.0 kg | 人 70.0 kg |
|---|---|---|---|---|---|---|---|---|
| 小白鼠 20 g | 1.0 | 7.0 | 12.25 | 27.8 | 29.7 | 64.1 | 124.2 | 387.9 |
| 大白鼠 200 g | 0.14 | 1.0 | 1.74 | 3.9 | 4.2 | 9.2 | 17.8 | 56.0 |
| 豚鼠 400 g | 0.08 | 0.57 | 1.0 | 2.25 | 2.4 | 5.2 | 10.2 | 31.5 |
| 兔 1.5 kg | 0.04 | 0.25 | 0.44 | 1.0 | 1.08 | 2.4 | 4.5 | 14.8 |
| 猫 2.0 kg | 0.03 | 0.23 | 0.41 | 0.92 | 1.0 | 2.2 | 4.1 | 13.0 |
| 猴 4.0 kg | 0.016 | 0.11 | 0.19 | 0.42 | 0.45 | 1.0 | 1.9 | 6.1 |
| 犬 12.0 kg | 0.008 | 0.06 | 0.10 | 0.22 | 0.23 | 0.52 | 1.0 | 3.1 |
| 人 70.0 kg | 0.0026 | 0.018 | 0.031 | 0.07 | 0.078 | 0.16 | 0.32 | 1.0 |

**附表 3　常用生理溶液的成分和配制**

| 成分及储备液浓度 | 每 1000 mL 用需量 | | | | | |
|---|---|---|---|---|---|---|
| | 生理盐水 | 任氏液 | 任洛氏液 | 台氏液 | 克氏液 | 戴雅隆氏液 |
| NaCl | 9 g | 6.5 g | 9 g | 8 g | 6.9 g | 9 g |
| KCl　10% | | 1.4 mL(0.14 g) | 4.2 mL(0.42 g) | 2.0 mL(0.2 g) | 3.5mL(0.35 g) | 4.2 mL(0.42 g) |
| $MgSO_4 \cdot 7H_2O$　10% | | | | 2.6 mL(0.26 g) | 2.9 mL(0.29 g) | |
| $NaH_2PO_4 \cdot 2H_2O$　5% | | 0.13 mL(0.0065 g) | | 1.3 mL(0.065 g) | | |
| $KH_2PO_4$　10% | | | | | 1.6 mL(0.16 g) | |
| $NaHCO_3$ | | 0.2 g | 0.5 g | 1 g | 2.1 g | 0.5 g |
| $CaCl_2$　1 mol/L | | 1.03 mL(0.12 g) | 2.16 mL(0.24 g) | 1.8 mL(0.20 g) | 2.52 mL(0.28 g) | 0.54 mL(0.06 g) |
| 葡萄糖 | | | 1 g | 1 g | 2 g | 0.5 g |
| 通气 | | 空气 | 氧气 | 氧气或空气 | $O_2$ + 5%$CO_2$ | $O_2$ + 5%$CO_2$ |
| 用途 | 哺乳类，小量静脉注射 | 用于蛙类器官（蛙心） | 用于哺乳类心脏 | 用于哺乳类肠肌等 | 用于哺乳类及鸟类的各种组织 | 用于大鼠子宫，低钙可抑制自发收缩 |

注：(1) 各生理溶液的成分、含量和用途，可能有适当变动，但均大同小异。

(2) 配制含氯化钙的溶液时，必须将氯化钙单独溶解，充分稀释，然后才能与其他成分配成的溶液相混合，否则可能导致碳酸钙或磷酸钙沉淀析出。

(3) 葡萄糖应临用前加入，以免滋长细菌。